わかりやすい!

「認知症」の世界が変わるガイドブック

工藤 喬
大阪大学大学院精神健康医学講座 教授
医誠会国際総合病院 認知症予防治療センター

森下えみこ
マンガ・イラスト

きずな出版

はじめに——
認知症の人が見ている世界は、これから大きく変わっていく

世界では約５０００万人が認知症を患って（わずら）おり、この数は２０５０年までに１億５２００万人に増加すると予測されています（ワシントン大学保健指標評価研究所）。認知症は、個人、その家族、経済に影響を及ぼし、世界のコストは年間約1兆米ドルと推定されています（ＷＨＯ）。

２０２３年、日本の製薬会社のエーザイが、「アルツハイマー病」治療薬「レカネマブ」の販売を開始しました。これは画期的なことです。

これまでの認知症に対するお薬は、症状を少し軽減するということはできても、根本的な治療薬ではありませんでした。

しかし、今回の「レカネマブ」は、「アルツハイマー病」の原因となっている、たんぱく質に対する直接的な作用を持つ薬で、根本的な治療につながる可能性があります。

このような薬は認知症の進行を変化させるという意味合いで、「疾患修飾薬」と呼ばれます。

「疾患修飾薬」なんて、漢字で書いてあってもわかりにくい言葉ですが、疾患の原因となっている物質を標的として作用し、疾患の発症や進行を抑制する薬剤のことです。

「アルツハイマー病」は、正式には「アルツハイマー型認知症」と呼ばれるもので、つまりは認知症です。認知症というと、「アルツハイマー病」だと思われることが多いですが、一つの型にすぎません。そのように受けとめられるのは、認知症にかかる方では、いちばん多いタイプだからということはできます。

認知症になったら、昨日のことも覚えていない、家族のことも忘れ、自分の名前さえ忘れ、今日が何曜日なのか、いま何時なのかということさえわからなくなる、ということをイメージする方は多いでしょう。

たしかに、それらは「アルツハイマー病」の典型的な症状ということはあります。

でも、認知症には、それ以外の型（種類）もあり、それによって、症状や進行の具合、治療法は、それぞれ異なります。

本書では、それらについても、わかりやすくお話ししていきたいと思います。


私たちは、認知症であろうとなかろうと、みんな、それぞれ違います。

同じ人間などいないのです。

病気というのは、その症状によって名づけられたものです。

同じ病気であっても、まったく同じ症状ということはありません。

私たち医師は、その症状が少しでもよくなるように治療をしていくわけですが、同じような症状であっても、その患者さんの環境によっても変わっていきます。

つまり、お一人おひとりに合わせた治療をしていくわけです。

ところが、

はじめに

「一人ひとりに合わせた治療なんてしてもらえない」

「そんなのは高額な治療費を払って名医にかかるしかない」

と思っている方は多いと思います。私は、名医が必要なうちは、その治療法は確立されていないようなものと考えています。


どんな医師に診(み)てもらっても、ちゃんと治療できる。

そうでなければならないはずですが、認知症では、まだそこまでの治療法が確立できていないというのが現状です。ならば、やっぱり、名医に診てもらわなければならないのか？　といえば、そうではありません。

名医を探すのではなく、患者さんやそのご家族が、その病気に関する「正しい情報」を得ることです。


認知症は、わが国において最大の難題の一つであり、少子高齢化に伴い、認知症患者さんへの対策が喫緊(きっきん)の課題となっています。

厚生労働省もさまざまな施策を講じてきましたが、現状はまだ完全とは言えません。

しかも、認知症に関する情報は世間にあふれています。

「こんな人は認知症になりやすい」

「認知症を治すには、この食べ物だ」

「○○メソッドとか○○○セラピーは認知症を治すことができる」

そうした、さまざまな情報が錯綜しています。

私は30年以上にわたり認知症の患者さんを診察しながら、認知症の分子生物学的な研究をしてきました。

その経験から、世の中にあふれる認知症に関する情報の中には必ずしも正しいものばかりではないことが、いつも気になっていました。

はじめに

「アルツハイマー病」の病態過程を「変える」薬ができたこのタイミングで、いままでの認知症に対する状況を変える、すなわち認知症に対する正しい情報を伝える意味で、この本の執筆を思い立ちました。


「認知症になったらどうしよう」

「もしかしたら認知症かもしれない」

「家族が認知症で困っている」

そんな方たちの悩みに答えられたら、医師として、この本の著者として、幸せなことはありません。

ぜひご一緒に、認知症の世界を変えていきましょう。

大阪大学大学院精神健康医学講座教授
医誠会国際総合病院　認知予防治療センター
工藤　喬

Contents

第2章 もしも家族が認知症になったら？

Contents

第3章 「認知症」と診断されたとき

第4章 「認知症」への処方箋

Contents

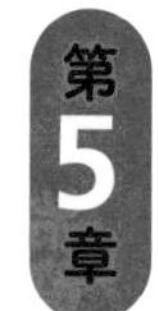

「認知症」と共生する選択

第1章

「認知症かもしれない？」と思ったら

マンガ

「まさか認知症？」〜本人のとまどい

＊専業主婦だった75歳の女性

会社員の夫を支えて2人の子どもを育ててきたという
専業主婦75歳の女性
息子さんのお嫁さんに連れられて来院されました
病院なんて

私はいいって言っているのにこの人が大げさだから
何もなければそれで安心じゃないですか
それでどんなことが気になりますか？

私は何も変わっていないと思うんですけどね
……でも
でも少しいままでと違うことが……

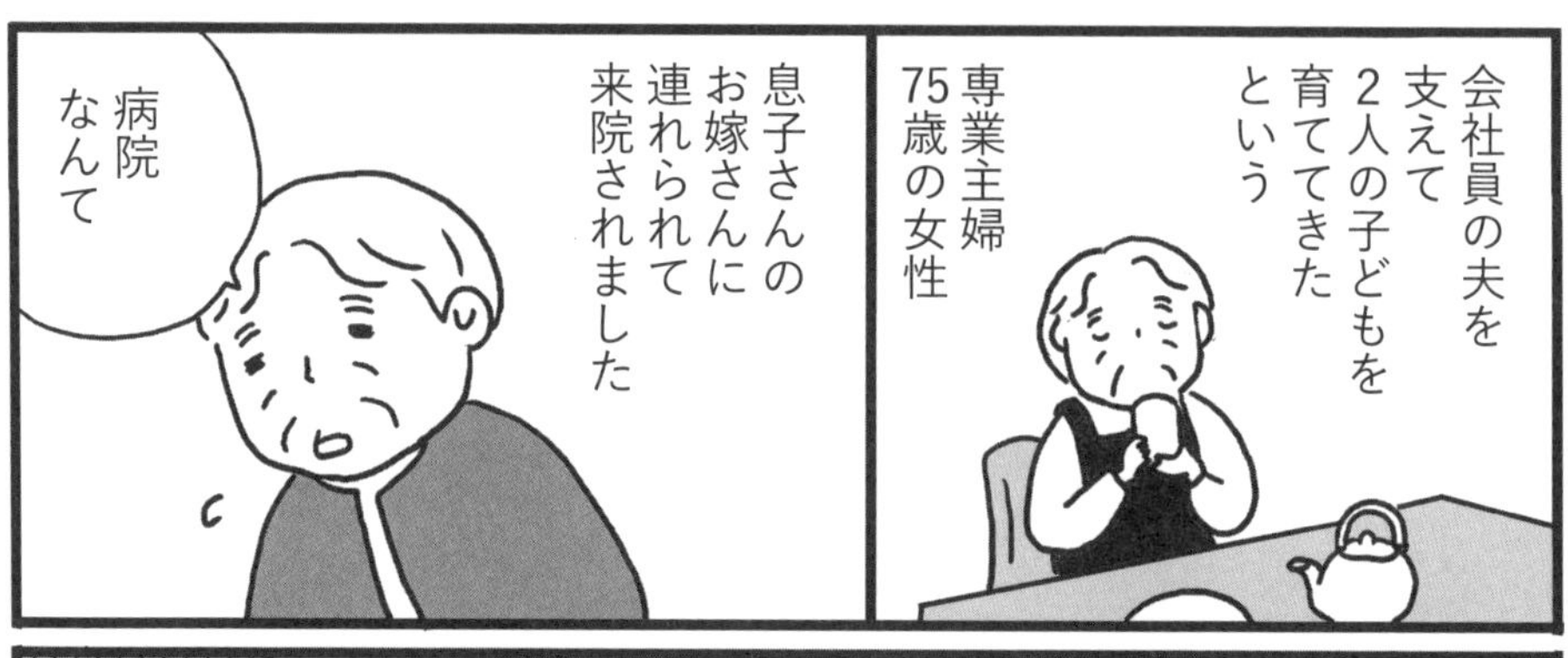

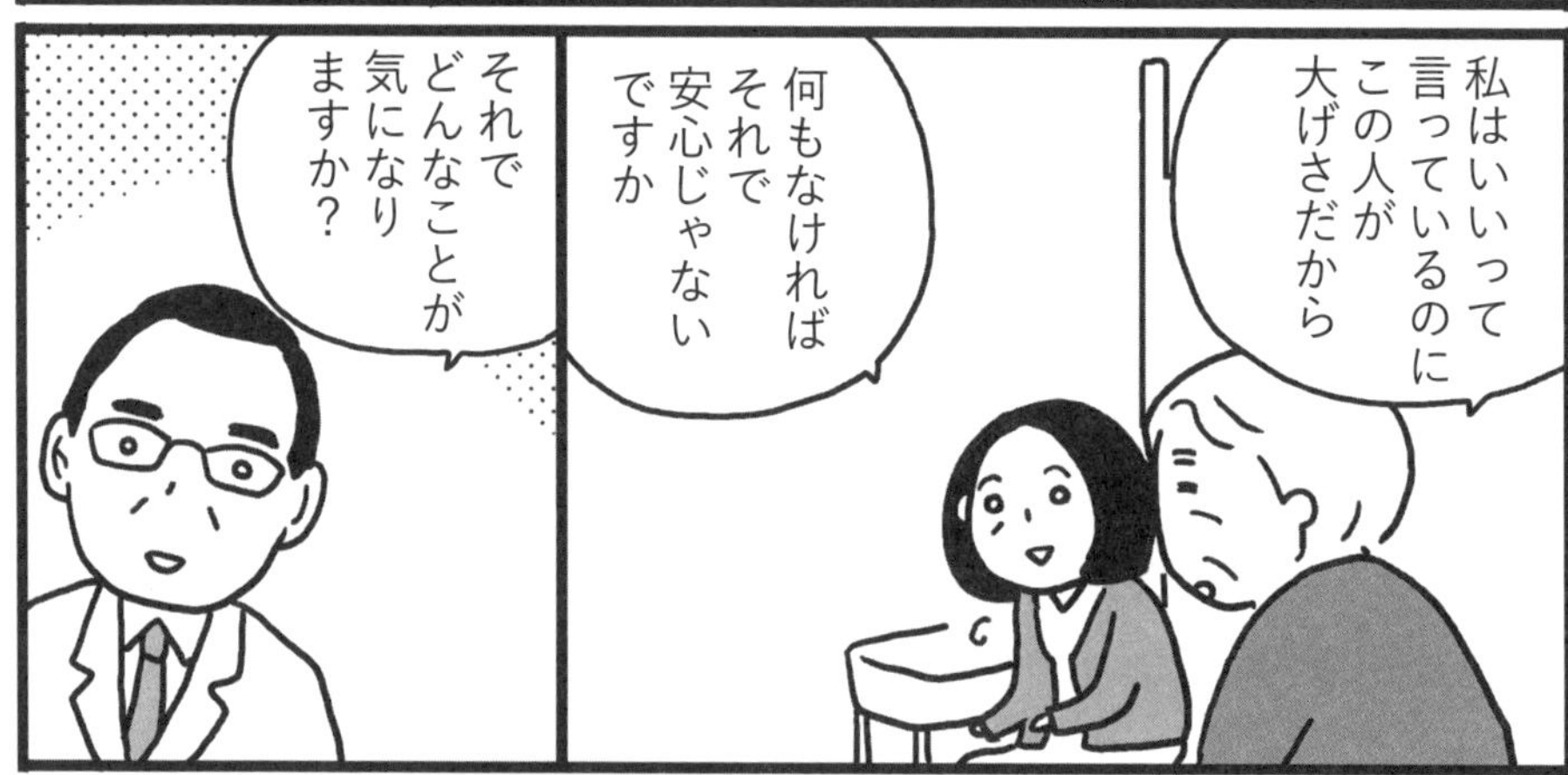

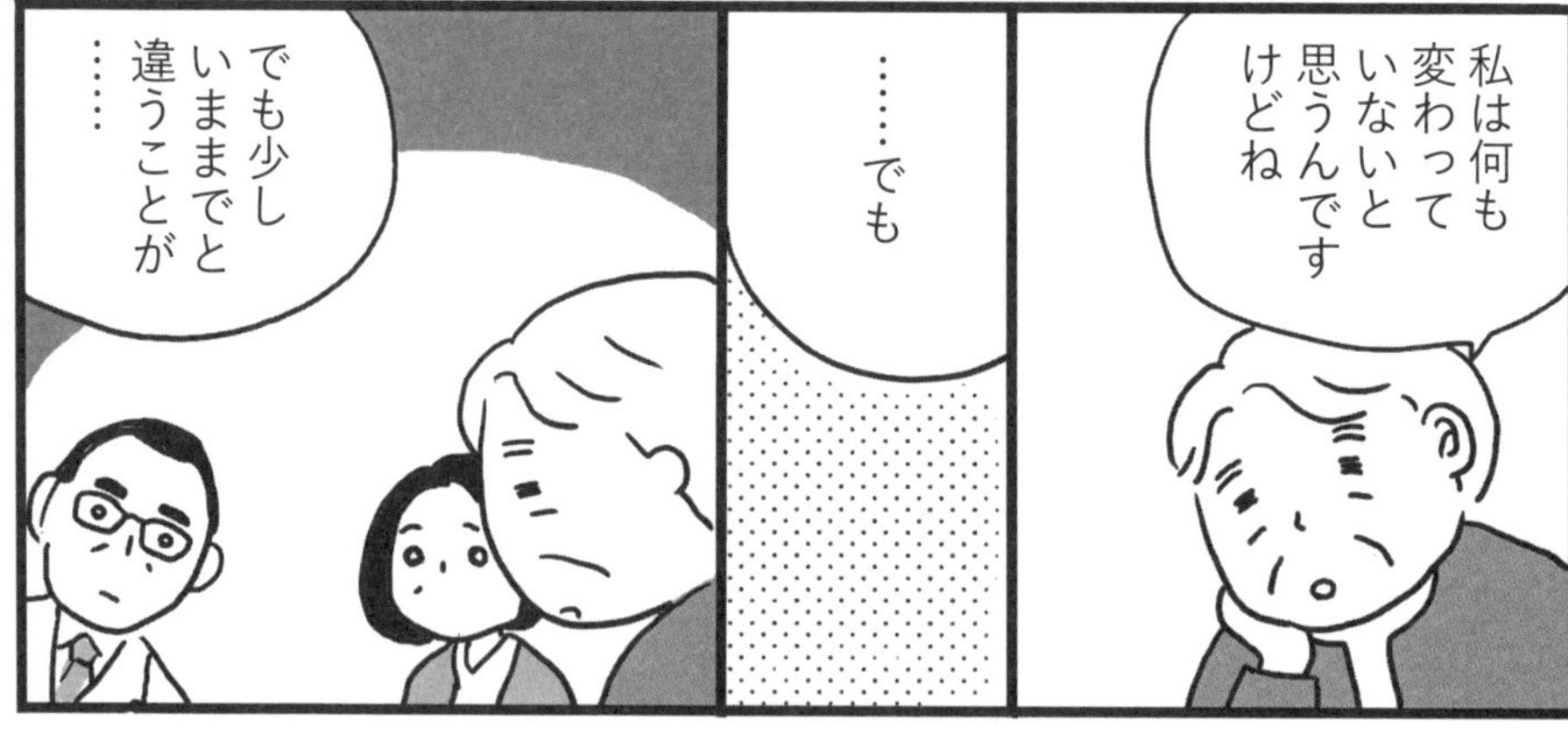

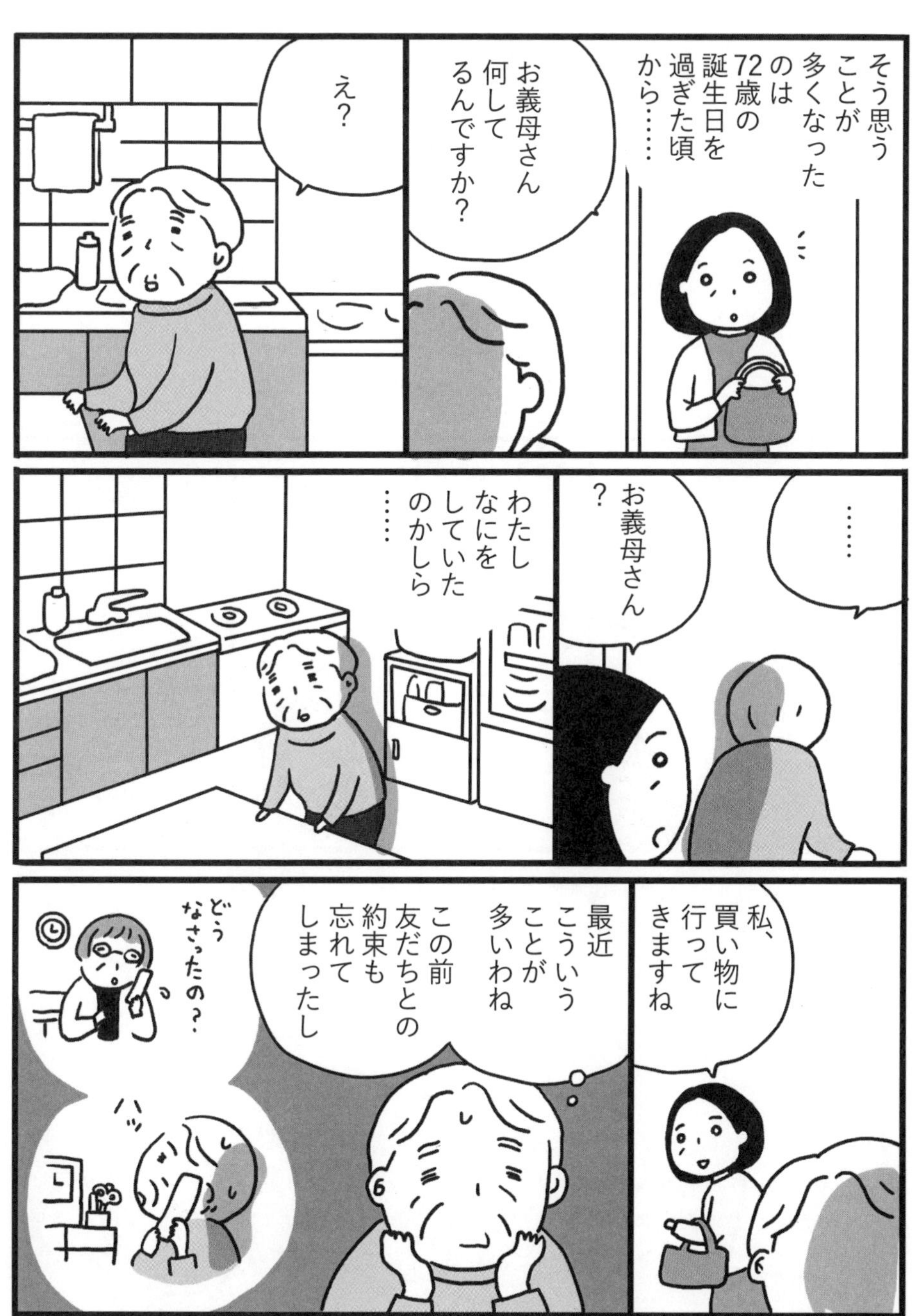

そう思うことが多くなったのは72歳の誕生日を過ぎた頃から……
お義母さん何してるんですか？
え？
……
お義母さん？
わたしなにをしていたのかしら……
私、買い物に行ってきますね
最近こういうことが多いわねこの前友だちとの約束も忘れてしまったし
どうなさったの？
ハッ

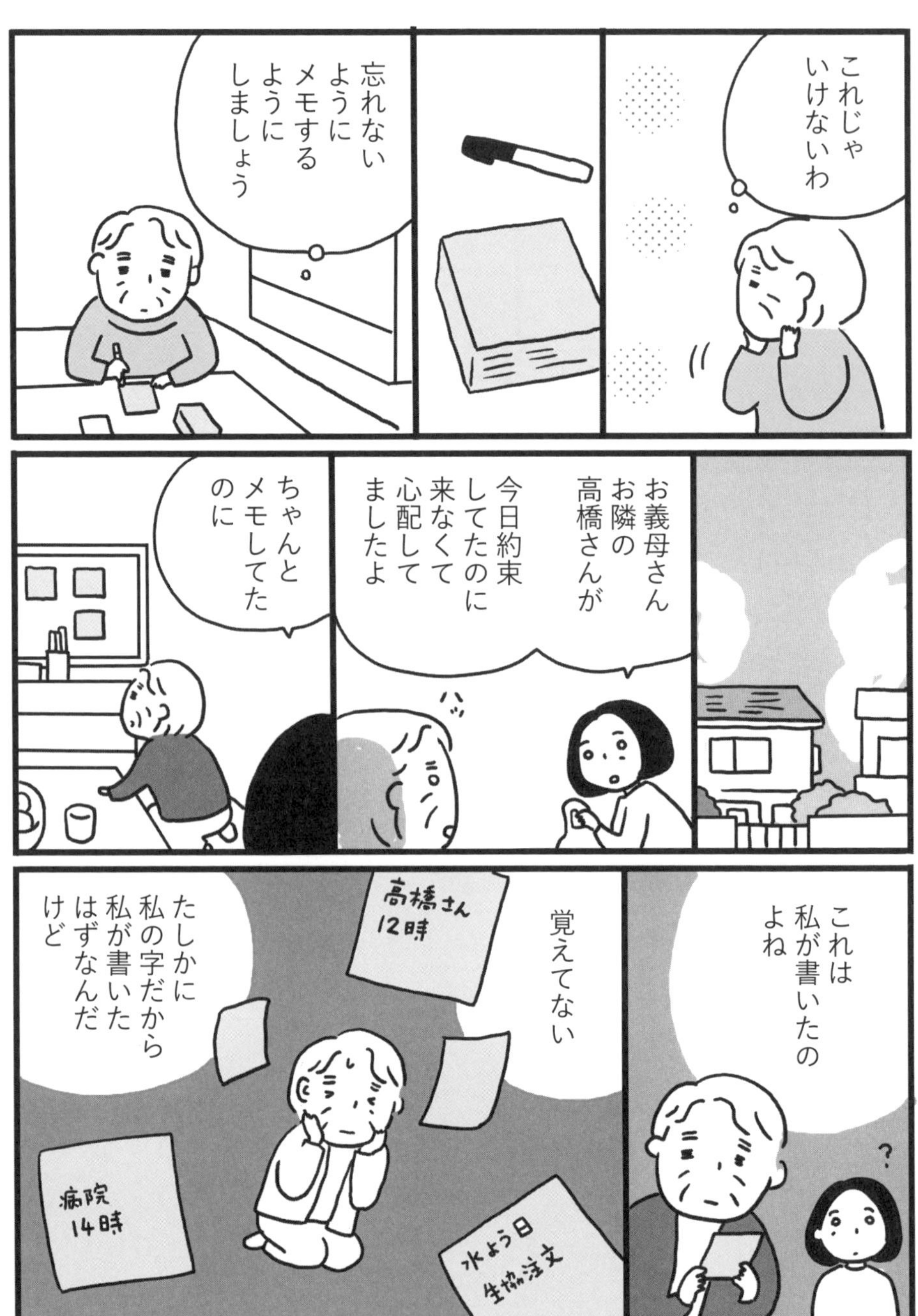
これじゃいけないわ
忘れないようにメモするようにしましょう
お義母さんお隣の高橋さんが今日約束してたのに来なくて心配してましたよ
ハッ
ちゃんとメモしてたのに
これは私が書いたのよね
?
覚えてない
高橋さん12時
たしかに私の字だから私が書いたはずなんだけど
病院14時
水よう日生協注文

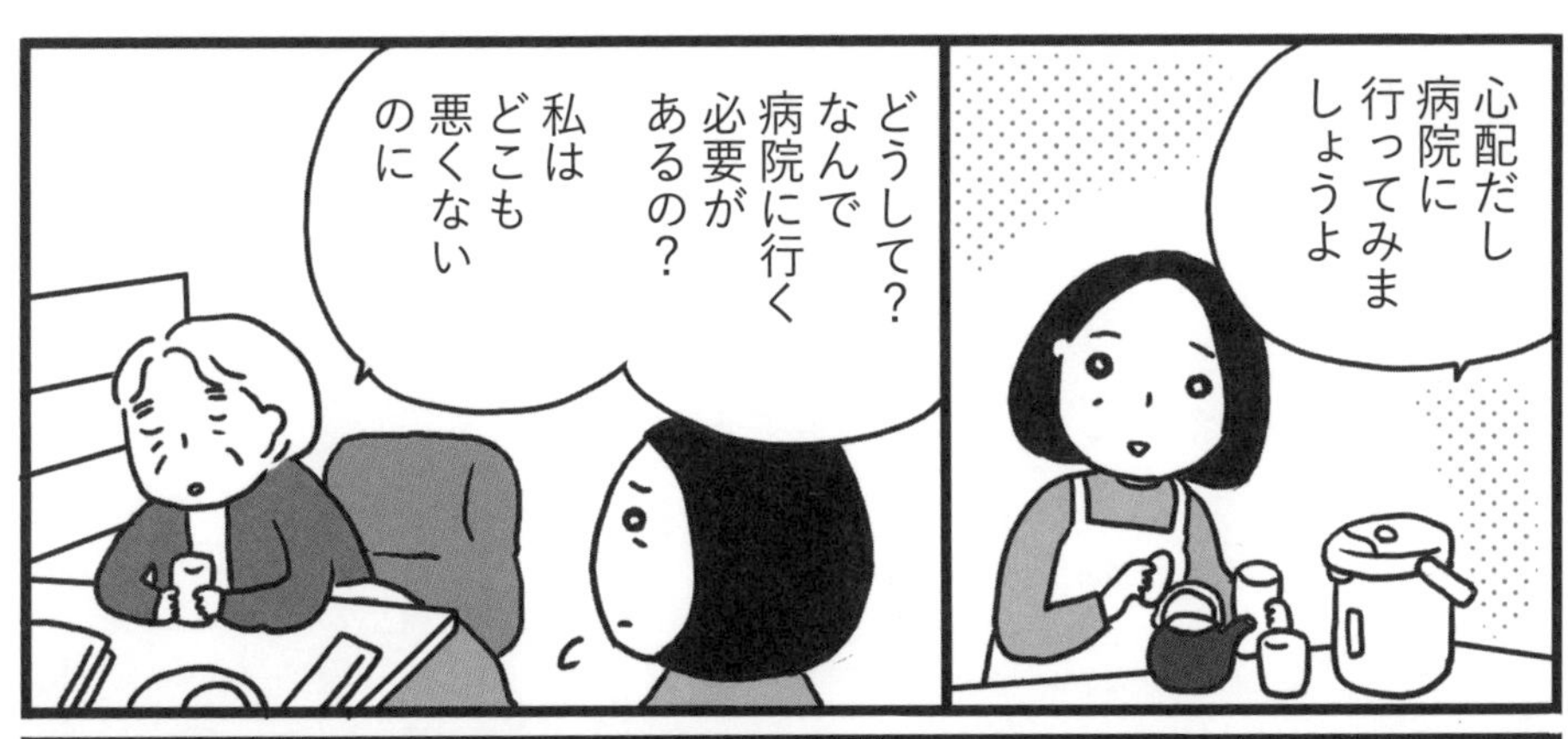
心配だし
病院に
行ってみま
しょうよ
どうして？
なんで
病院に行く
必要が
あるの？
私は
どこも
悪くない
のに
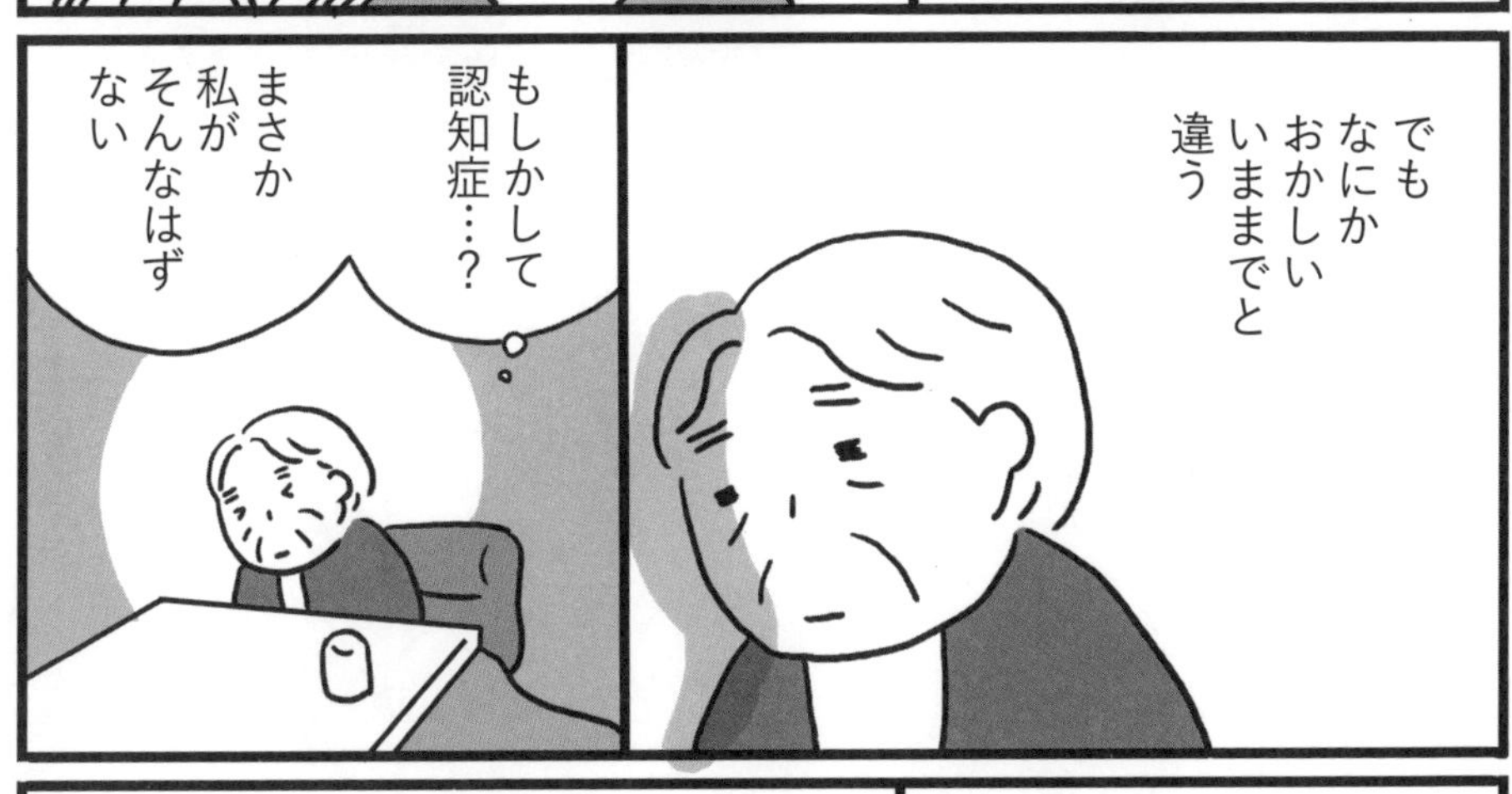
でも
なにか
おかしい
いままでと
違う
もしかして
認知症…？
まさか
私が
そんなはず
ない
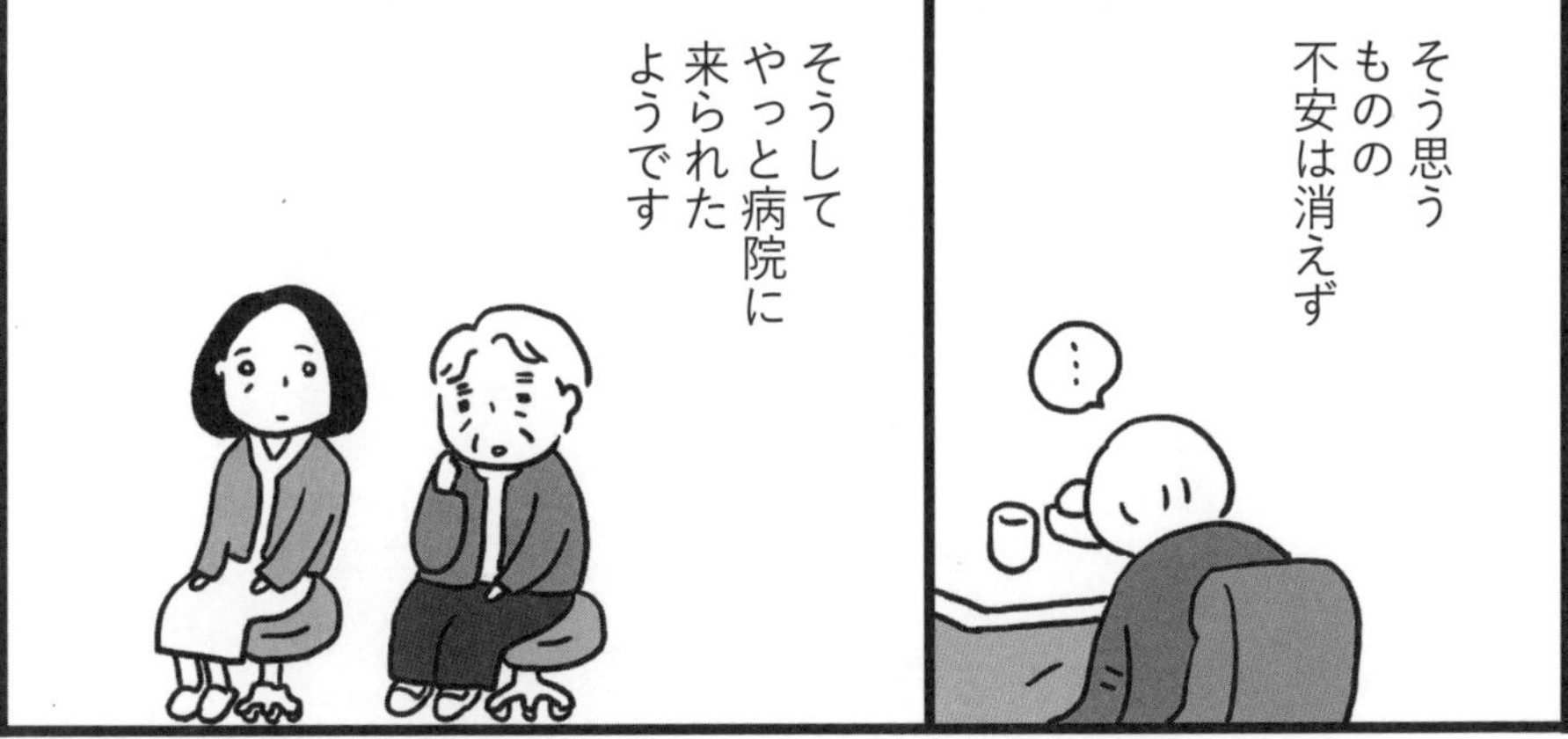
そう思う
ものの
不安は消えず
…
そうして
やっと病院に
来られた
ようです

01

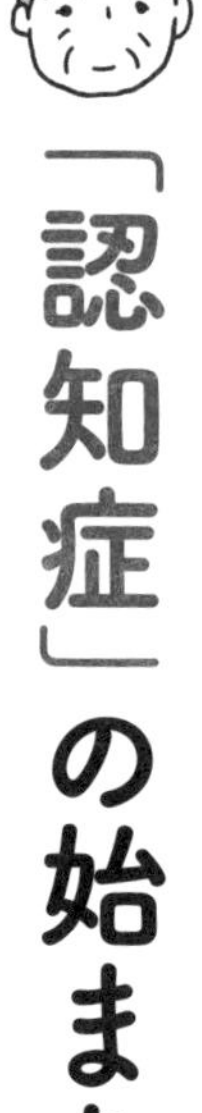

「認知症」の始まり

▼「まさか認知症……」と思ったら、迷わず受診してください

「認知症にだけはなりたくない」

これは、高齢の人が一番に願っていることではないでしょうか。

自分のことも家族のこともわからなくなって、家族に迷惑(めいわく)をかけることになる――と思うわけです。

「そんなふうになるのだったら死んだほうがまし」という人もいます。

ですから、多少、物忘れが多くなっても、それだけで病院に来る人は少ないです。

「物忘れ」が多くなるというのは、**認知症の症状**ではありますが、それだけで認知症かどうかはわかりません。

日常生活において、たとえばテレビを見ていてタレントさんの名前が思い出せなかったり、めがねやスマホをどこに置いたか忘れて探したり、ということは、誰にでもあることです。そのときは思い出せなかったとしても、ふいに、何かの瞬間に思い出すこともあるでしょう。

年を重ねるというのは、それだけ、その身体を使ってきたということです。

ものは使えば古くなり、不具合が出ても仕方ありません。

人間の身体も同じです。身体にはいろいろなパーツがありますが、脳ももちろん例外ではありません。老化によって、それまでの機能が低下します。その一つが物忘れです。

年をとったら、物忘れが多くなるのは、脳の老化によるものです。

それを、すぐ認知症だと恐れる必要はありません。

けれども、物忘れが、**認知症の兆候（ちょうこう）**であることは否定できません。

もしも、物忘れが多くなったと感じたら、認知症かそうでないかを確かめるために、ぜひ、病院で受診してください。

02

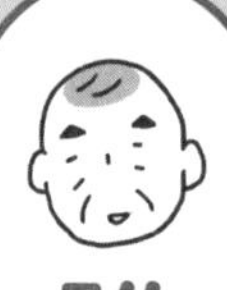

誰に診てもらいましょうか？

▼クリニック、担当医師の見つけ方でいちばん大切なこと

認知症の疑いがあるのであれば、もちろん専門知識があるお医者さんに診てもらいたいですよね。

しかし、現在までのところ、認知症を専門とする資格は複雑に存在するのが現実です。ご参考までに、次頁の表をご覧ください。

表でわかるように、現在存在する認知症を専門とする資格の認定要件は異なります。この表を参考にしてお医者さんを決めてください。

なお、表にある「認知症関連他学会」とは、日本精神神経学会、日本神経学会、日本老年医学会、日本リハビリテーション医学会（リハビリテーション科専門医）、日本内科学会（総合内科専門医）、日本脳神経外科学会、あるいは日本老年精神医学会のことです。

■認知症に関する専門知識のある医師

	日本老年精神医学会専門医	日本認知症学会専門医	認知症診療医	認知症臨床専門医	認知症サポート医
母 体	日本老年精神医学会	日本認知症学会	日本精神神経学会	日本精神科学会（日本精神科病院協会）	国立長寿医療研究センター
認知症関連学会の専門医資格	＋	＋	−	精神保健指定医＋精神神経学会専門医	−
臨床経験年数	7年	−	−	5年	−
認定施設での研修	＋	＋	−	−	−
レポート提出	3例	3例	−	2例	−
筆記試験	＋	＋	＋（web）	＋	−
更新に必要な単位取得	＋	＋	−	−	−
研修等				「認知症に関する研修会」（2日間）（日本精神科病院協会）	認知症サポート医養成研修（2日間）

学会に属していれば、それなりの情報が入ってきます。ほかの医師、クリニック、病院との連携がとれて、紹介を受けることもあるかもしれません。その意味で、誰に診てもらうかを判断する際には、「専門医」か否かは、一つの目安になるでしょう。

ただ、たとえ「もしかしたら認知症ではないか」と内心では思うところがあっても、すぐに専門医に受診するという方は、実際には、そう多くはありません。

受診して、本当に「認知症」と診断されてしまうことが怖いのです。

診断されたら最後、その病気であることが決定的になってしまうのですから、できれば、そんなことは先延ばしにしたいのが人情です。

けれども病気は、**早期発見、早期治療**が、その後を大きく変えます。

２０２３年の暮れに発売された「アルツハイマー病」の疾患修飾薬「レカネマブ」は、あくまでも初期の患者さんにこそ効果があるといわれています。ますます早期発見、早期治療が重要になってきています。

そのためにも、一日でも早く、専門医に受診することをおすすめしたいわけです。

03

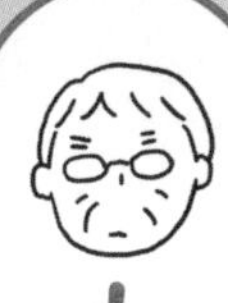

もしも本当に「認知症」だったら？

▼まずは、どういう病気なのかを知ること

「認知症にはなりたくない」と思っていても、実際に、それがどういうものであるかをご存じの方は少ないかもしれません。

なぜ、認知症は起こるのか？
それが発症したら、どうなっていくのか？
その治療法はあるのか？

実のところは、それらのご質問に、すべて明確にお答えできる状況にない、と言わざるを得ません。だからこそ、いまも世界中で研究が続けられ、それの途中経過として、新薬も生まれつつあります。

今後の成果に期待できますが、患者さんや、そのご家族からすれば、「今後」まで待ってはいられません。

まずは、いま現在の**「認知症」の現実**について、お話ししていきたいと思います。

厚労省のホームページには、

「認知症は、脳の病気や障がいなど、さまざまな原因により、認知機能が低下し、日常生活全般に支障が出てくる状態をいいます」

とあります。

ここには2つのポイントが示されています。

一つは、

「認知機能低下があるのか？」

ということ。

もう一つは、

「その認知機能低下によって生活に支障が出ているか？」

というポイントです。

すなわち、単に物忘れがあるだけで生活に影響が出ていなければ、認知症とは言えないということになります。

ですので、認知機能検査だけではなく日常生活の詳しい聴取が必要となります。これを抜きには診断できないのです。

生活に大きな支障があまり見られず、物忘れだけが目立つという方もおられることはあります。このような状態を**「軽度認知機能障害（MCI）」**と呼びます。

厚生労働省による「MCI」の定義は次の5つになります。

① 年齢や教育レベルの影響のみでは説明できない記憶障害が存在する

② 本人または家族による物忘れの訴えがある

③ 全般的な認知機能は正常範囲である
④ 日常生活動作は自立している
⑤ 認知症ではない

いうなれば「ＭＣＩ」は、「認知症」と「正常」の中間の状態を指します。

厚生労働省の発表によれば、「ＭＣＩ」はすべて認知症に進行するわけではなく、５～15％が認知症に移行するとされています。

「ＭＣＩ」の診断は、最近は非常に重要視されるようになってきています。

というのも、「レカネマブ」のような認知症の新しいお薬は、早期に投与しないと効果がないことが明らかになりつつあり、「ＭＣＩ」の段階で薬を出す必要があるからです。

04

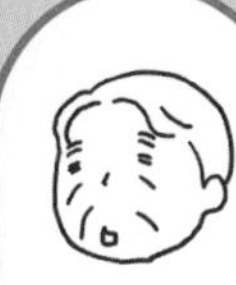

「認知症」と診断されるまで

▼どのような診断方法があるか

物忘れが明らかになれば、お医者さんに診てもらうことになります。

まずは、簡易の「認知機能検査」をすることになります。

よく使われている「簡易認知機能検査」として、次の2つがあります。

（1）ミニメンタルステート検査（MMSE）

（2）長谷川式認知症スケール（HDS−R）

さらに詳しい検査として、「ADAS検査」や「神経心理検査」などが行われます。

「ADAS検査」とは、「アルツハイマー病」の中核（ちゅうかく）症状の変化を評価することを目的とした認知機能検査です。

認知症の検査には、「MRI検査」も必要になります。「MRI」とは、「磁気共鳴画像（Magnetic Resonance Imaging）」の略で、エックス線は使用せず、強い磁石と電磁波を使って体内の状態を断面像として描写する検査です。認知症かどうかを診るには、脳各部位の委縮、脳の虚血状態、あるいは脳出血の可能性をMRIで検討します。

MRIで診ても、委縮など形態的な変化が見られないような場合では、脳血流の変化を診ることがあります。

「アルツハイマー病」では「**アミロイド**」という蛋白が脳に溜まるため、それを可視化する「アミロイドPET」も行われます。

疾患修飾薬である「レカネマブ」の投与の前提として、「アミロイドPET」陽性が必須で、今後は頻繁にこの検査が行われていく可能性はあります。けれども、撮影装置の「PET－CT」が設置されている病院の数は、現在ごく少数に留まっているのが課題です。

これら画像診断については、次項でもう少し詳しく述べます。

05

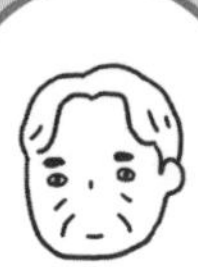

「アルツハイマー」の診断方法

▼新しい生物学的な診断法

「アルツハイマー病」に関しては、次にあげるような、新しい生物学的な診断法が確立されてきています。

(1) 画像診断
(2) 脳脊髄液検査
(3) 血液検査
(4) ATN分類

順番に解説していきましょう。

（１）画像診断

「アルツハイマー病」での頭部「ＭＲＩ」では、海馬や頭頂葉中心に委縮が観察されます。海馬の委縮は「冠状断」といって、縦切りの像で見やすくなります。この海馬の大きさを計測する「ＶＳＲＡＤ」という手法も用いられます。

「ＭＲＩ」では、「T2FLAIR」という撮り方で虚血領域（血のめぐりが悪い領域）や脳梗塞が見つけやすく、「T2*（「スター」といいます）」あるいは「ＳＷＩ」という撮り方で脳出血が見つけやすくなります。

これらのような脳梗塞や脳出血が目立たないことも、「アルツハイマー病」の診断には重要です。もちろん、**脳梗塞が目立つ**アルツハイマー病もあり、「混合型認知症」として脳血管性認知症の合併した状態も見つかります。

「ＳＰＥＣＴ（単一光子放出型コンピュータ断層撮影法）」でも、海馬中心に血流低下が観察されますが、後部帯状回の血流低下は、「アルツハイマー病」の進行を示す所見とされています。

しかし、「ＭＲＩ」も「ＳＰＥＣＴ」も、病気に特有なものとは言い切れませんので、「アルツハイマー病」に特化した画像診断が必要になります。

そこで開発されてきたのが**「アミロイドＰＥＴ」**です。

「アルツハイマー病」の病態の根本は、アミロイド蛋白が脳内に蓄積することです（これについては後で詳しく述べます）。

放射能でラベルした「アミロイド蛋白に結合する物質（リガンドといいます）」を患者さんに静脈注射し、陽電子放射断層撮影装置で頭部を撮影すると、脳内のアミロイド蛋白の蓄積が可視化できるという方法です。

「アミロイドＰＥＴ」のリガンドとして、「フロルベタピル」「フルテメタモル」「フロルベタベン」などが開発され、放射性フッ素でラベルして工場から配達されます。

「アミロイド蛋白」の溜まりやすい部位、すなわち前頭葉、外側側頭葉、線条体、後部帯状回・楔前部、さらに頭頂葉での灰白質でのアミロイド蛋白の沈着を見ていきます。

最近ではＰＥＴで得られた蓄積状況は「Centiloid」という単位で表されます。

すなわち、若年性正常者を「0」として、軽度から中等症の「アルツハイマー病」患者さんを「100」として表します。

「20以下」をアミロイド陰性とします。

「40」でタウ蛋白が蓄積しているとされ、「50」を超えると確実に「アルツハイマー病」と診断できます。

「アミロイドPET」は、「レカネマブ」の発売と同時に保険がきくようになりました。

同様に「タウ蛋白」を放射性核種で標識してPETで撮影する「タウPET」も開発されてきていて、患者さんのタウ蛋白の沈着も観察できつつあります。

「アミロイド蛋白」は、「アルツハイマー病」が見つかった段階では、結構脳内には沈着してしまっていますが、「タウ蛋白」の沈着の程度で重症度がわかります。したがって「タウPET」での重症度判定ができるようになります。

(2) 脳脊髄液検査

患者さんの腰椎(ようつい)に針を刺して脳脊髄液を採取し、「アミロイド蛋白」のAβ40およびA

β42、タウおよびリン酸化タウをＥＬＩＳＡという方法で測定します。「アルツハイマー病」ではＡβ42は減少し、Ａβ42／Ａβ40比は低下します。タウ蛋白質とリン酸化タウは増加します。アミロイド蛋白が脳に蓄積するのに脳脊髄液中ではＡβ42が減少するというのは少し奇妙ですが、こうなります。

この検査はかなり正確な情報を与えてくれるのですが、腰椎に結構太い針を刺さなければならないので、もちろん局所麻酔はしますが、患者さんにとってはちょっとつらいものになります。

（3）血液検査

「ＰＥＴ」は高額ですし、「脳脊髄液検査」は患者さんへの負担が大きいです。ですので、普通の採血で検査ができればということで、「アルツハイマー病」の血液バイオマーカーの開発が進んでいます。

ノーベル賞受賞者、田中耕一さんを中心とした島津製作所などのグループは「質量分析」の技術を導入して、血液内の微量なアミロイド蛋白関連のペプチドを測定する技術を開発しました。実用化が待たれます。しかし、血液中のアミロイド蛋白の測定は極めて難しいとする意見もあります。

抗原と抗体の反応を生かした「ＥＬＩＳＡ」という蛋白の計測法は、有効な方法として医学の進歩に寄与してきました。**「ＥＬＩＳＡ法」**とは、測定したい蛋白に対する抗体を作成し、それに目印をつけておいて混ぜ合わせ反応させ、その目印をカウントして計量する方法です。アルツハイマー病関連の蛋白は血液中にはあるのですが、ごく微量で従来の「ＥＬＩＳＡ法」では感度的に厳しかったのです。

そこで開発されたのが、「Simoa（Single Molecule Array）」という方法です。

機械のプレートには、目的の蛋白と反応した細かなビーズ１つが入る程度の非常に細かな「たこ焼きプレート」のような穴が開いていて、反応する抗体の目印を１つずつデジタルで勘定できることを実現しました。これにより、従来の「ＥＬＩＳＡ法」の１０００倍の感度が実現しました。

この「Simoa 法」でいちばんよく測定されているのが、血液中の「ニューロフィラメント軽鎖（ＮＦＬ）」です。「ＮＦＬ」では認知症の鑑別はできませんが、脳がどれほど損傷を受けているかを見るには適した指標です。

アルツハイマー病でも進行すればするほど、血液中の「NFL」が上昇します。

脳組織は、**「神経細胞」**と**「グリア細胞」**でできています。「アルツハイマー病」で「神経細胞」がやられると、そこを「グリア細胞」が増殖して埋めるという現象が起きます。

この「グリア細胞」の「グリア線維性酸性蛋白(GFAP)」も、血液中で「Simoa法」を用いて測定することが可能です。すなわち、血液中の「GFAP」もアルツハイマー病の進行の目安となる可能性があります。

「Simoa法」では血液中のリン酸化タウの測定も可能となっています。

具体的にはアルツハイマー病で観察されるタウ蛋白の「181番目」や「217番目」のアミノ酸がリン酸化された「p-tau181」あるいは「p-tau217」を血液中で計測できるようになりました。

これらの計測値は患者さんの「アミロイドPET」の所見をよく反映していることが明らかになっています。

すなわち、脳内にアミロイド蛋白が沈着すればするほど、血液中の「p-tau181」や「p-tau217」が上昇します。

ということは、わざわざ「アミロイドPET」を撮らなくても、採血で脳内のアミロイド蛋白の沈着の度合いがある程度推測できることになります。

「アミロイドPET」は、費用面や被曝の問題があるわけで、近い将来、まず血液でアミロイド蛋白の沈着具合を推測し、問題がある患者さんだけを選んで「アミロイドPET」を行うという形になると思います。

近年、**化学発光基質の開発**により、「ELISA法」の感度を上げることもできるようになり、この方法を用いても、血中の「NFL」、「p-tau181」や「p-tau217」を測定することができるようになっています。

血液中のタウ蛋白なのに、なぜ脳内のタウ蛋白の沈着ではなく、アミロイド蛋白の沈着に関連するのかと疑問を持たれるでしょう。

そうなんです。そこがアルツハイマー病の病理の複雑なところで、これら血液中のリン酸化タウ蛋白は、アミロイドの沈着に反応して出てきた蛋白と、現在は説明されています。

脳内のタウ蛋白沈着は重症度を反映するわけで、それが血液でわかればと、新たな血液バイオマーカーの開発は進められています。

新しい認知症の血液バイオマーカーを目指して、我々は血液中にある脳由来の「エクソソーム」に注目して、研究を進めています。

「エクソソーム」とは電子顕微鏡でしか見えないごく小さな小胞で、さまざまな細胞から、血液をはじめとする、さまざまな体液中に分泌されているのが知られています。

ですので、「神経細胞」も例外ではありません。

「エクソソーム」の中身は、親細胞と同じ蛋白、DNA、あるいはRNAなどが含まれていて、親細胞と同じ二重脂質膜で包まれているので、中身は分解されることなく安定に血液中に存在するとされています。

もし、血液中から「脳由来エクソソーム」を分離できれば、そのときの、脳内の蛋白、DNA、あるいはRNAの変化を見ることができるはずです。

脳は他の臓器のように生検することはできませんが、脳由来の「エクソソーム」を解析できれば、それに匹敵する情報が得られるはずです。

■脳由来エクソソーム

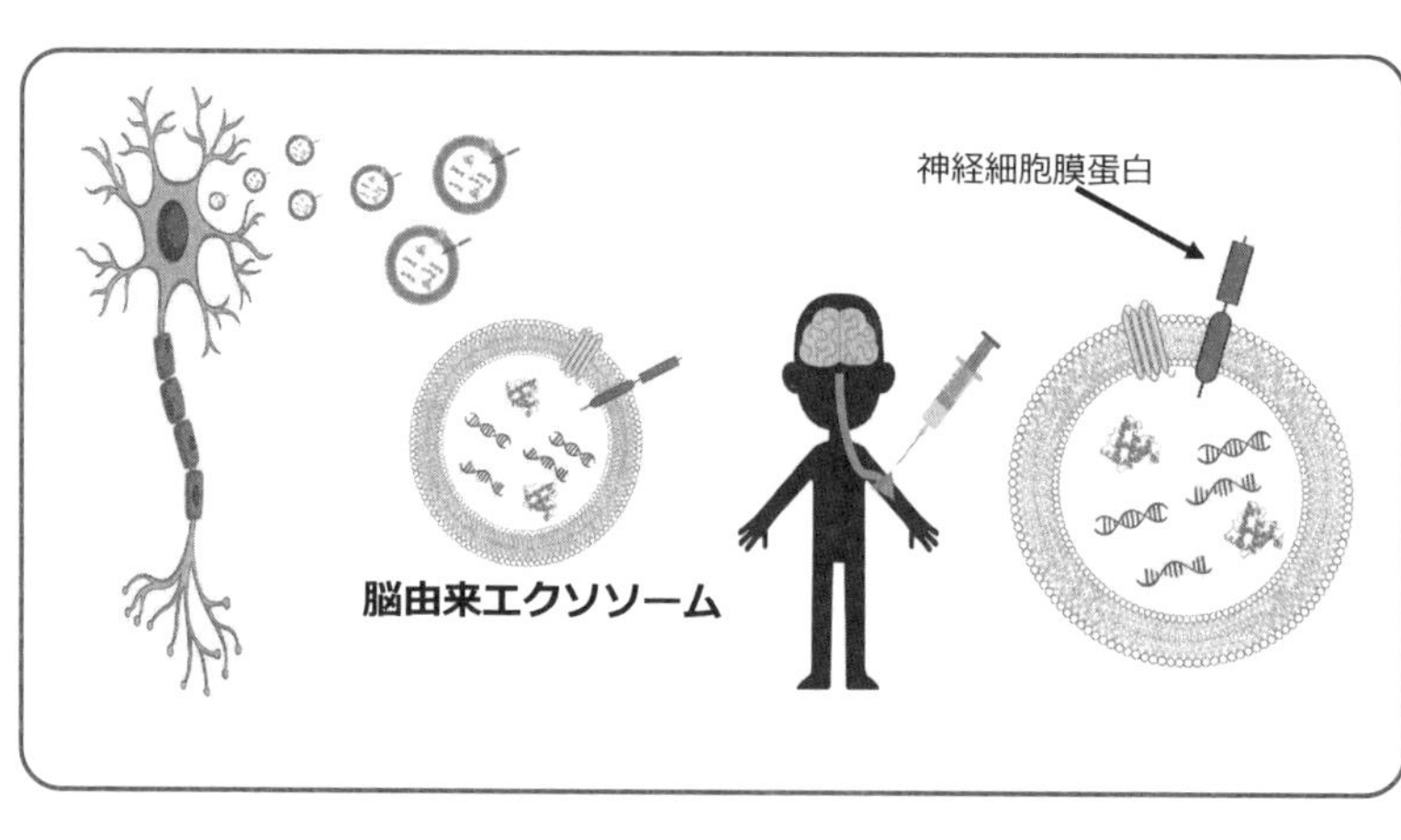

我々は、脳神経細胞の細胞膜上に存在する蛋白に注目しました。

「脳由来エクソソーム」は、脳神経細胞膜と同じ膜で包まれていますから、神経細胞膜上の蛋白をターゲットとして分離ができるはずです。

実際にこの蛋白に対する抗体を作成し、その抗体に重りをつけて血液とともに遠心分離することで、我々は「脳由来エクソソーム」の分離に成功しています。

この方法を用いることで、新たな認知症の血液バイオマーカーが開発されるはずです。

（4）ATN分類

米国のThe National Institute on Aging and The

Alzheimer's Associationは、「アルツハイマー病」のバイオマーカーによる「ATN」分類を提唱しました。

すなわち、「A」は「アミロイド蛋白」の蓄積、「T」は「タウ蛋白」の蓄積、さらに「N」(Neurodegeneration)は「神経障害」を指しています。

いままで紹介してきたバイオマーカーを解析して、この分類で整理することにより、的確な診断や有効な治療法選択につながることが期待されています。

ここまでにご紹介した診断法を用いることで、「アルツハイマー病」を診断します。

しかし、認知症のように見えて認知症でない状態「認知症もどき」を見極めることができて、初めて認知症の診断に進むことができます。

この前提は極めて重要です。

なぜなら、多くの「認知症もどき」は治療可能であるからです。

06

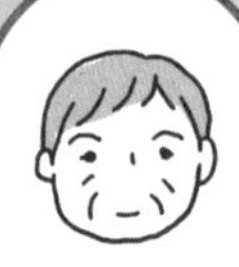

「認知症」と誤診されやすい病気

▼「認知症もどき」には、それぞれ治療法がある

認知症の診断がされるときに、極めて重大なポイントがあります。

認知機能検査をして、認知機能低下が認められる方の中には、実は認知症でない方が含まれる可能性があるのです。

たとえば、次に示す病気は一見、認知症のように見えますが、「認知症もどき」です。

①「特発性正常圧水頭症」
②「慢性硬膜下血腫」
③「うつ病」
④「甲状腺機能低下症」

■「認知症」に間違えられやすい病気

脳外科疾患	慢性硬膜下血種、正常圧水頭症、脳腫瘍
内分泌疾患	甲状腺機能低下症、副腎皮質機能低下症
代謝性疾患	ウェルニッケ脳症、ビタミンB12欠乏症、葉酸欠乏症、ニコチン酸欠乏症、電解質異常、低血糖、腎不全、肝不全
感染症	神経梅毒
中毒性疾患	アルコール中毒
薬剤起因性	抗がん剤、H2受容体拮抗薬、ジギタリス製剤
その他	うつ病性仮性認知症、側頭葉てんかん、非ヘルペス性辺縁系脳炎

＊参考：『認知症 神経心理学的アプローチ』中山書店刊

⑤「せん妄」

右にあげた以外にも「認知症もどき」の病気はありますが、これらの多くは、それぞれの治療法があり、裏返せば治すことができる「認知症」ともいわれます。

この「認知症もどき」の病気について、順番に詳しくお話ししていきましょう。

◆  ◆

①「特発性正常圧水頭症」

特に原因となる病気がないのに（「特発性」とはこの意味です）、「脳脊髄液」が脳室などに溜まり、認知機能障害だけではなく、歩行障害や尿失禁が起こる病気です。

この病気の罹患率（りかんりつ）（一定期間にどれだけの病気の人が発生したか）は、年間およそ120／10万人とされ、結構患者さんがおられるようですが、十分に診断されていないようです。

この病気の患者さんのかなりの方は、他の認知症と、いわゆる誤診をされているのです。

これは由々しき問題です。

なぜかというと、この病気には治療法があるのです。

溜まっている脳脊髄液を、排除してやればよいのです。

脳神経外科の医師が、それを行うことになりますが、脳室と腹腔あるいは腰椎と腹腔をチューブでつないで、脳脊髄液を排出させます。

そうすると、**「認知機能障害」「歩行障害」**および「尿失禁」の症状が改善します。

すなわち、「認知症」が治るということになります。

腰椎と腹腔をチューブでつないで、脳脊髄液を排出させる方法は「ＬＰシャント術」と呼ばれています。脳に触ることがないので比較的安全で、日本の脳神経外科の先生は、これを得意とする方が多いように思います。

この病気と診断されずに、他の認知症に診断されてしまっていると、治療の機会を逸することになります。すなわち「ＬＰシャント術」などの手術は早期にやる必要があり、時期が遅れると効果が期待できないのです。

正常圧水頭症は、MRIで見ると、いかにも脳室などに「水」が溜まっているために、高位円蓋部（脳と頭蓋骨の隙間）が狭くなっているような像などの「DESH（Disproportionately Enlarged Subarachnoid space Hydrocephalus）」が観察され、わかります。

②「慢性硬膜下血腫」

頭部を打ったことにより、血液が脳と頭蓋骨のあいだに少しずつ溜まっていき、脳を圧迫することで、認知症のような症状が出ることがあります。

頭部を打撲したことが曖昧なことがあり、だいたい2週間から3か月かけて症状が出てくるので、「認知症」が発症したと勘違いされることがよくあります。

頭部のCTを撮ればすぐわかり、脳外科の先生にお願いして、血腫をとってもらえば治ります。

③「うつ病」

女性のうつ病は、特に高齢者に多いことがわかっています。

■「仮性認知症」と「認知症」の違い

	仮性認知症	認知症
発　症	急速に発症	緩徐(かんじょ)に発症
経　過	亜急性に進行	慢性進行性
症状の変動	認めることが多い	認めない
病　識	有り	無し
症状の訴え方	必要以上に訴える	認知機能障害の訴え無し
記憶障害の内容	昔の記憶も障害	記銘、記憶の獲得障害
質問への回答	「わからない」と答える	間違って答える
食欲の低下・不眠	伴うことが多い	伴わない

＊参考：藤本健一「仮性認知症」(「日本臨床」増刊号「アルツハイマー病」より)

うつ病になると、「**仮性認知症**」といって、いかにも認知症のように見えてしまうことがあります。この状態もうつ病ときっちり診断して、抗うつ薬をはじめとする治療を行えば治るということです。

「仮性認知症」と「認知症」の違いは、前頁の表の通りです。

一般的に、「仮性認知症」の方は、自分が認知症になったことを嘆(なげ)き悲しんでいる感じですが、本来の「認知症」の方は、家族は心配しているのに、意外とあっけらかんとされていることが多い感じです。

この見分けに関しても、単なる認知機能検査だけではダメなことがわかります。患者さんの症状の観察や経過などを、医師は丁寧(ていねい)に診ていかねばなりません。

④「甲状腺機能低下症」

内分泌系の異常でも、「認知症」のように見えてしまうことがあります。

臨床をやっていますと、ときどきお目にかかるのは「甲状腺機能低下症」です。

これは、血液検査で甲状腺機能を診ればわかるのですが、検査しなければ絶対わかりません。したがって、認知症診断においても**「血液検査」**は極めて重要です。「甲状腺機能低下」がわかれば、その治療を行えば、「認知症」のような状態は改善します。

⑤「せん妄」

高齢者がよく発症する「せん妄」という状態も、「認知症」と見分けがつかないときがあります。

「せん妄」とは、身体的異常や薬物による急性に発症する**意識障害**が起こり、失見当識などの認知機能障害や幻覚妄想、気分変動など、さまざまな精神症状を呈する病態を指します。認知機能障害が見られますので、「認知症」と見分けがつきにくくなります。

「せん妄」と「認知症」の主な違いは次頁の通りです。

「せん妄」は、その原因が取り除かれれば、原則的に改善しますので、認知症との見分けがたいへん重要です。

■「せん妄」と「認知症」の違い

	せん妄	認知症
発症様式	急激 （数時間～数日）	潜在性 （数か月～数年）
経過と持続	動揺性 （短期間）	慢性進行性 （長期間）
初期症状	意識障害、 注意集中困難	記憶障害
注意力	障害される	通常正常
覚醒水準	動揺する	正常
誘　因	多い	少ない

07

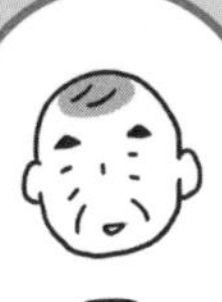

これだけはお伝えしたいこと

▼「認知症」になったら、もう人生はおしまいか?

「認知症」は、いまのところは、根治療法が確立されていない病気です。つまりは、それにかかれば、もう治ることはないわけです。

「あなたは認知症です」と言われた時点で、患者さんご本人も、ご家族も、余命を言い渡されたような気持ちになるでしょう。

いえ、余命を言い渡されるよりも、つらいと受けとめる方もいらっしゃるでしょう。実際に、診断の結果をお話しするとき、それを言葉にされる方も少なくありません。

医師として、無力を感じる瞬間ですが、でも、それでも私が患者さんやそのご家族に申し上げたいのは、「認知症になっても人生は終わらない」ということです。

完治することはなくても、進行を遅らせることはできつつあります。

認知症であっても、その人に合った治療法はあります。

たとえば、**認知症以外の病気**にかからないようにすること。

認知症以外の病気とは、主に生活習慣病です。

そもそも、既往症の生活習慣病が引き金となって、認知症を起こすこともあります。

生活習慣病にかからないようにすること、または、もしもその兆候がある場合には、その治療を、まずはしていくことです。それだけで、認知症の悪化を和らげることはできるのです。これらのことは認知症の予防のところを参考にしてください。

医者が言うことではないかもしれませんが、病は気からといいます。

「認知症」と診断されたときに大切なことは、そのことに絶望しないことです。

それでも、明るい気持ちをもって、現実を受けとめることです。

実際に、認知症になっても、ご家族と幸せな時間を過ごしている方は多くおられます。

本書は、あなたがそうなるためにあります。

「認知症」になっても、人生はおしまいではありません。

幸せに過ごす方法、手立てはあるのだということを忘れないでください。

第2章

もしも家族が認知症になったら？

マンガ

「まさか認知症？」～家族のとまどい

＊元某銀行の支店長の65歳の男性

もと銀行の支店長
65歳、男性
定年してすぐに奥さんががんで亡くなり娘さん家族と同居
その娘さんに連れられて診察に来られました
少し前から毎日昼すぎの決まった時間に外出して
夕方決まった時間に帰ってくるようになって
…
どこに行ってるか聞いても教えてくれず
…
どこ行ってたの？
あまりしつこく聞くと怒りだすし
うるさい！

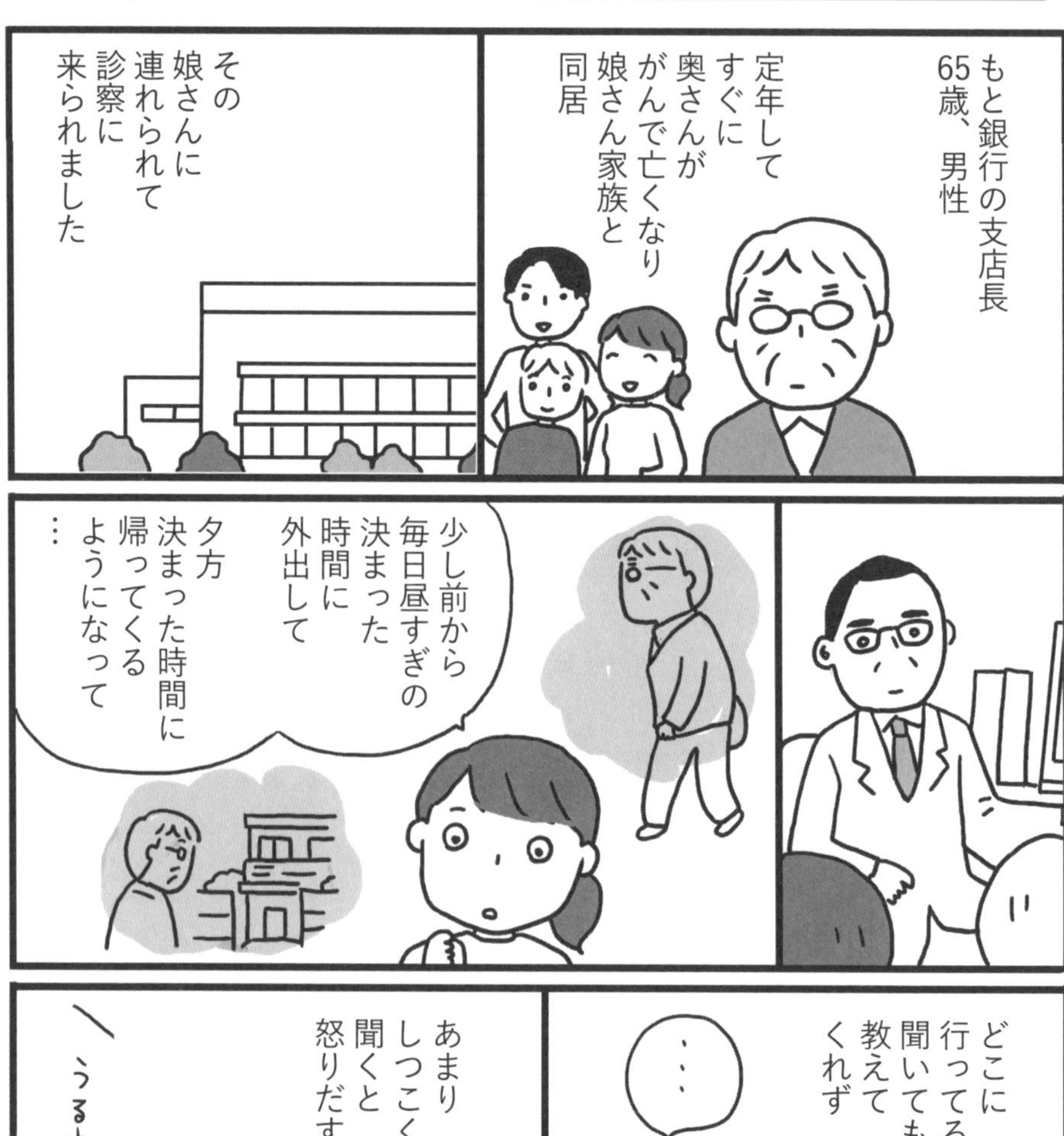

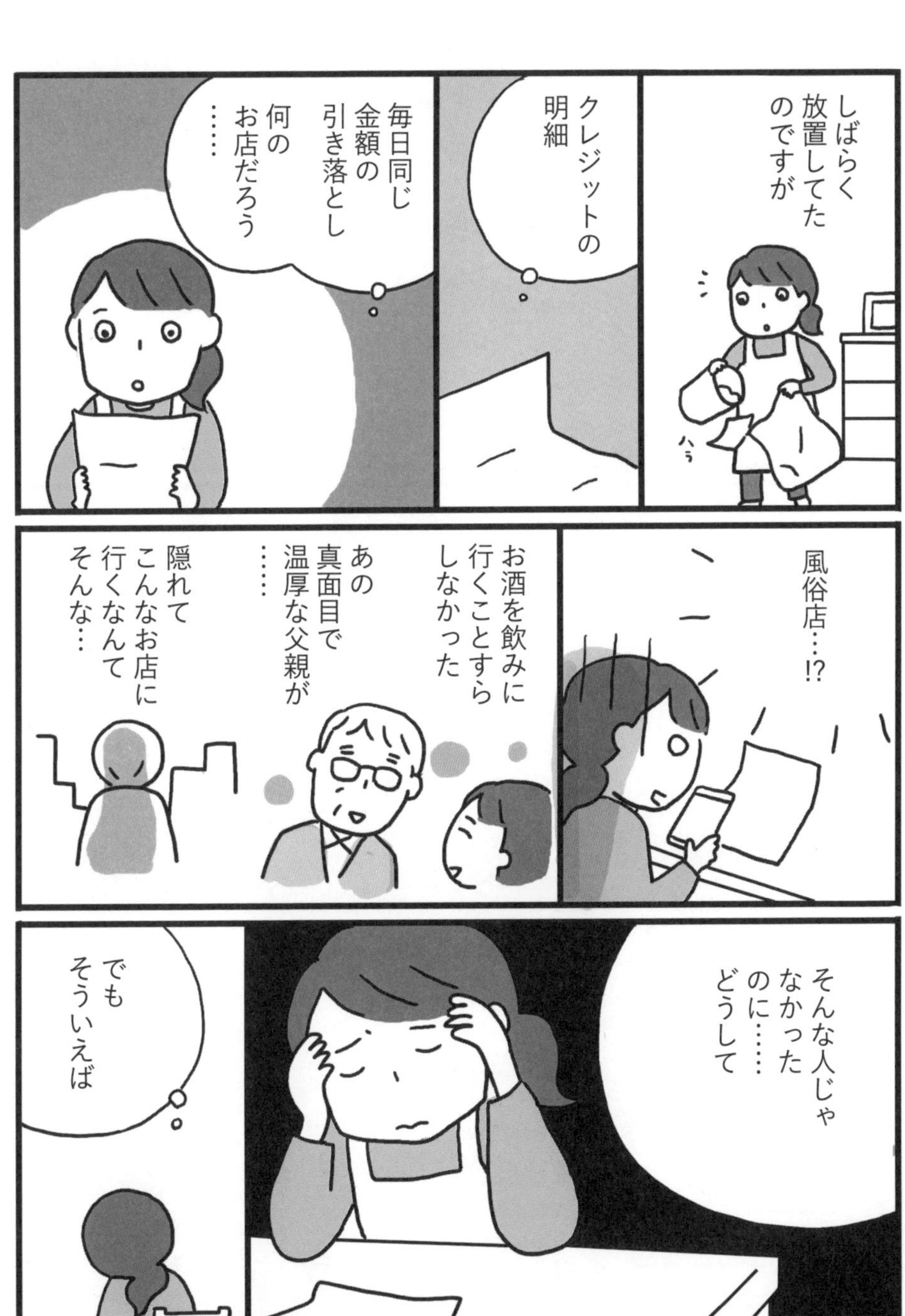
しばらく放置してたのですが
ハラ
クレジットの明細
毎日同じ金額の引き落とし何のお店だろう……
風俗店…!?
お酒を飲みに行くことすらしなかった
あの真面目で温厚な父親が……
隠れてこんなお店に行くなんてそんな…
そんな人じゃなかったのに……どうして
でもそういえば

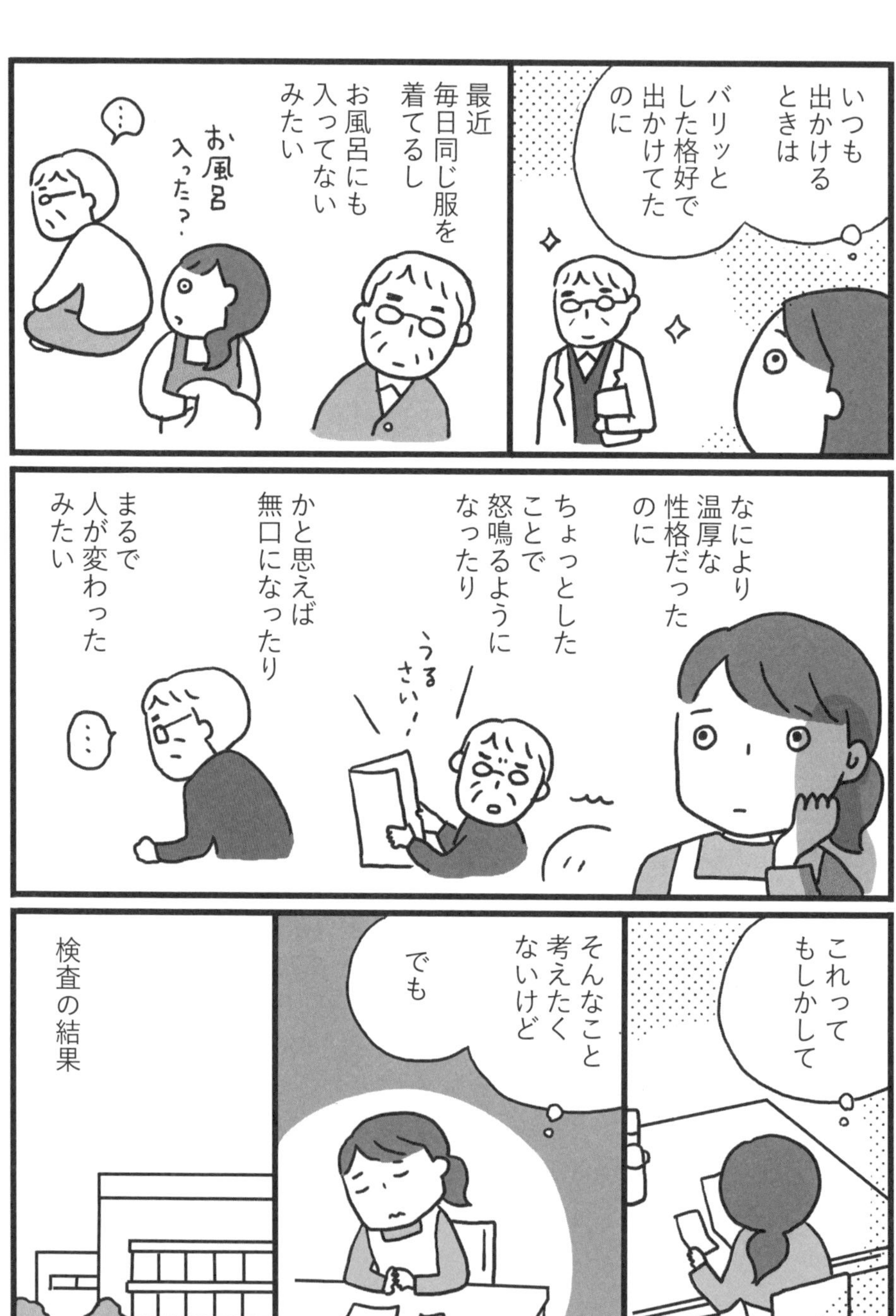
いつも
出かける
ときは
バリッと
した格好で
出かけてた
のに
最近
毎日同じ服を
着てるし
お風呂にも
入ってない
みたい
お風呂
入った？
…
なにより
温厚な
性格だった
のに
ちょっとした
ことで
怒鳴るように
なったり
うるさい！
かと思えば
無口になったり
…
まるで
人が変わった
みたい
これって
もしかして
そんなこと
考えたく
ないけど
でも
検査の結果

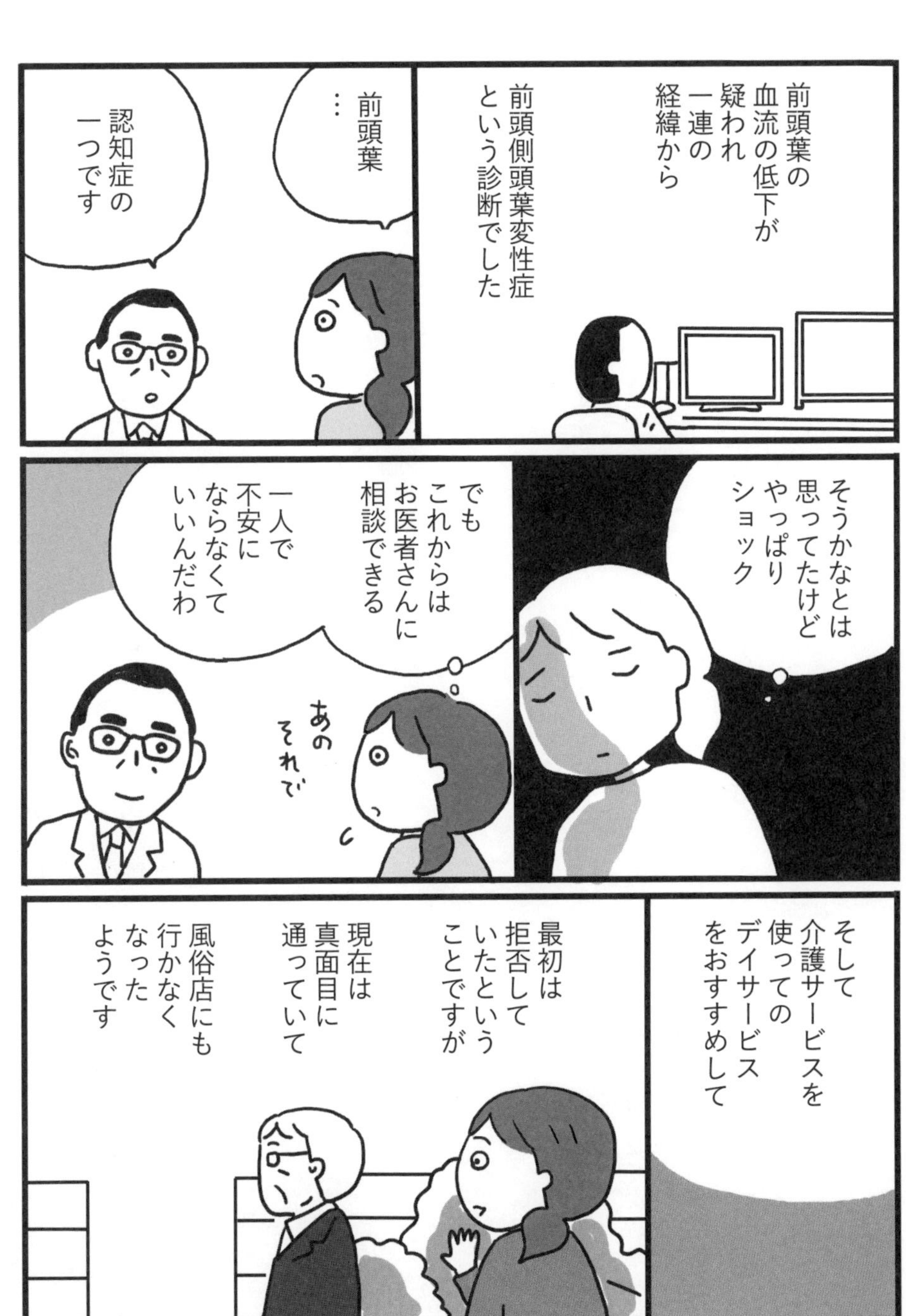
前頭葉の
血流の低下が
疑われ
一連の
経緯から
前頭側頭葉変性症
という診断でした
前頭葉
…
認知症の
一つです
そうかなとは
思ってたけど
やっぱり
ショック
でも
これからは
お医者さんに
相談できる
一人で
不安に
ならなくて
いいんだわ
あの
それで
そして
介護サービスを
使っての
デイサービス
をおすすめして
最初は
拒否して
いたという
ことですが
現在は
真面目に
通っていて
風俗店にも
行かなく
なった
ようです

08

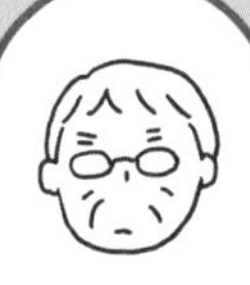

「信じたくない気持ち」と認知症の現実

▼家族が「早期発見」の邪魔をする？

「認知症」の診断が出たときに、ある意味で、ご本人よりもつらいのが、ご家族です。

ご本人は、ご自身に起きていることにとまどい、これからの「わからなくなっていくこと」への恐怖におびえます。

けれども、せめてもの救いは、それさえも忘れていくことです。だからといって、楽になっているわけではないと、患者さんと接していて、私はそう思います。

家族やまわりの人たちからすれば、わけのわからないことをしているように見えても、それ自体が、その患者さんの**病気**（**症状**）**への抵抗**かもしれません。

最近は、認知症の人が、どんなふうに考えているのか、その方たちの世界とはどういうものかということが、本になったりしていますが、それらのお話は、一つの真実であるかもしれません。けれども、実際のところは、私はわからないと思っています。

それこそ、患者さんのお一人おひとりに聞いてみたいことですが、それを伝えることが、「認知症」の方には難しいのです。

ご家族の方には、まずは、そのことをご理解いただくことが大事だと思います。

それはともかく、「認知症」と診断されて、ご本人以上につらいのは、ご家族でしょう。

認知症かもしれないと思ったら、できるだけ早く、受診するようにしてください、と前でお伝えしましたが、ご本人がそれを拒否することはありがちです。それを何とか説得して、ご家族が病院に連れてくるケースがほとんどです。

ですが、ご家族にとっても、「病院に連れて行こう」と思うまでには、葛藤があるようです。

それはもちろん、「そんなことは信じたくない」と思うからです。

「認知症」は、その方の、それまでの人格を奪ってしまいます。

子どもの頃に、どんな難しい数学の問題でも、たちまちのうちに解いてしまった父親が、簡単な引き算ができないようになるのです。

いつもきれいで、やさしかった母親が、別人のように髪を振り乱して、怒鳴る様子に、思わず扉を閉めてしまいたくなる気持ちはわかります。

「まさか、あの母が……」

「まさか、あの父が……」

そんな思いが、受診を一日延ばしにしてしまうこともあるかもしれません。

しかし、どんな病気も、**早期発見**が何よりの「お薬」になります。

「認知症」は、怖がりすぎてもいけませんが、怖がらなさすぎることも危険です。

気づかなければ怖い思いはしませんが、もしも少しでも「もしかしたら」「まさか」という思いがあるなら、受診することで、その疑いを晴らすことです。

その結果、認知症であることが明らかになってしまったら、そのときこそ、医師など、医療者を頼っていただきたいと思っています。

09

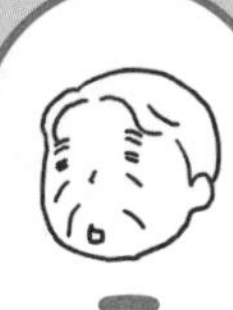

これからの不安に、どう対処していくか

▼患者のこれからの症状と、家族の対応

「認知症」の患者さんは、発症して、その後はどうなっていくのか、というのは、ご家族にとっては知っておきたい情報だと思います。

しかしながら、それについて画一的にご説明するのは、難しいのです。

それほど、症状の出方も、その期間も、人それぞれですが、たとえばアルツハイマー病の症状を「初期」「中期」「後期」と分ければ、次頁のようになります。

人は、生まれて、必ず死にます。

病気が亡くなる原因になることもありますが、「認知症」では死にません。

アルツハイマー病でも、重度になると寝たきりになりますが、そのときに起こりやすい

■アルツハイマー病の症状

アルツハイマー病の初期(軽度)

□物忘れが多くなる
□同じことを何度も繰り返して話す
□1日前、数時間前の記憶が抜けてしまう
□物とられ妄想がある
□趣味、日課にしていたことに関心がなくなる
□嘘をつく(物忘れを隠すために作り話をする)

アルツハイマー病の中期(中度)

□見当識障害がある(場所、時間などわからなくなる)
□話していることに整合性が取れない
□徘徊・妄想が増える
□家事など日常的にしていることの手順がわからなくなる
□日常生活(食事、入浴、着替えなど)に介助が必要となる
□不潔行為がある(失禁など非衛生的になり、社会的な抑制行動が取れない)

アルツハイマー病の後期(重度)

□家族の顔がわからない
□表情が失われ、反応がなくなる
□会話ができない
□尿、便の失禁が常態化する
□寝たきりになる(歩行、座位を保つことも難しい)

のが「肺炎」です。

老化で、食道が細くなり、飲み込みが悪くなるために「誤嚥性肺炎」を起こしやすくなります。この「誤嚥性肺炎」というのは治しにくい病気で、それが死因になってしまうのは、認知症の患者さんにおいて、めずらしいことではありません。

ご家族にとっては、本当につらいことが重なっていきますが、それぞれの症状に対しての対策を立てていく必要があります。

- **誰が、どのように介助していくのか**
- **どのように対応していくのか**
- **家族間の連絡、連携はどう取っていくか**

ということを考えていきましょう。

近頃ではGPS機能のついた靴など、介護グッズもいろいろあるようです。そうしたものを活用していくということも、対策の一つです。

家族の一人が「認知症」になると、その介護は、どうしても家族がすることになります。現在では、一人住まいの高齢者も多くなっています。

別居している場合には、どうすればいいのか、途方に暮れてしまうようなお気持ちになるかもしれませんが、**自治体などの支援、サービス**を受けることもできます。これについては第5章で詳しくお話しします。

一人で抱え込むのではなく、他の家族や周囲の人たちに協力してもらうことを、積極的にお願いしていきましょう。

10

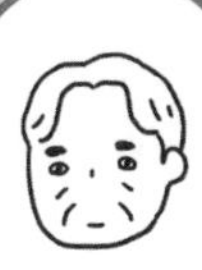

「認知症」は遺伝するのか

▼家族の不安の根本にあるもの

今後の不安、心配として、家族が「認知症」の診断を受ければ、その介護で大変なことになるというのは、どなたにもあるでしょう。

でも、それ以上に、ご家族――特に患者さんの子ども、孫にとっては、「自分もいつか、そうなってしまうのではないか」ということがあるようです。

というのも、「認知症は遺伝する」ともいわれているからです。

「認知症」は遺伝するのか、といえば、そのすべてが遺伝するわけではありません。

次の章で詳述していきますが、認知症には、いろいろなタイプがあります。

そのもっとも多いタイプが「アルツハイマー病」ですが、この「アルツハイマー病」の中でも**「家族性アルツハイマー病」**には遺伝性があると認められています。

この「家族性アルツハイマー病」の特徴として、若年層の40代〜60代で発症します。親やきょうだいが「家族性アルツハイマー病」の場合には、遺伝している可能性が高いといえます。しかしながら、頻度(ひんど)は極めて低く、アルツハイマー病全体の1%以下ですので、あまり心配しなくてもよいと思います。

ここでは、「アルツハイマーを起こしやすい遺伝子」について、お話しします。

それは、**「アポリポ蛋白E（APOE）」**の遺伝子です。

「APOE」の遺伝子の型として、「ε(イプシロン)2」「ε3」「ε4」があります。

遺伝子は二対ですので、ヒトは

「2／2型」
「2／3型」
「2／4型」
「3／3型」
「3／4型」

「4／4型」

のいずれかになります。これは、血液型みたいなものです。

「日本人一般人口においては、3／3型が圧倒的に多くて71%、次いで3／4型の15%、2／3型は12%、2／4型は1%、4／4型は1%」

と報告されています（多田真人「医学検査1996」より）。

この「APOE」の遺伝子型と、アルツハイマー病の発症リスクが関係しています。「ε4」の遺伝子を持っている人はアルツハイマー病を発症しやすいといわれています。日本人の7割がたは「3／3型」なので、「アルツハイマー病」のリスクは低いといえるのです。

「3／3型」に比べて、「3／4型」あるいは「2／4型」の人は約3倍、「4／4型」は約11倍のリスクがあるとされています（参考：HsiungGY et al Alzheimers Dement 2007）。

ここで強調しておきたいことは、たとえ「4／4型」であっても、すべての人が発症するというのではありません。ただ、このような遺伝子型の人は、より**予防**に努力してほしいと思います。

もう一つお伝えしなければならないことは、次頁の図に示すように、これらのAPOEの遺伝子型はお子さんにも受け継がれていくということです。

遺伝子は二対ありますので、一対は必ず引き継がれていきます。したがって、「4／4型」の人のお子さんには、「ε4」が引き継がれていくことになります。

しかし、ここでもう一度強調しますが、「ε4」を持てば必ず発症することにはならないということです。

後述する予防に、より努めていただきたいということです。

この「APOE」の遺伝子検査は採血でできますので、いくつかの医療機関ではすでに行われています。

しかし、お子さんへの影響もある検査ですので、専門家が行う**遺伝カウンセリング**が整備された施設で行ってください。

■APOEのタイプの可能性

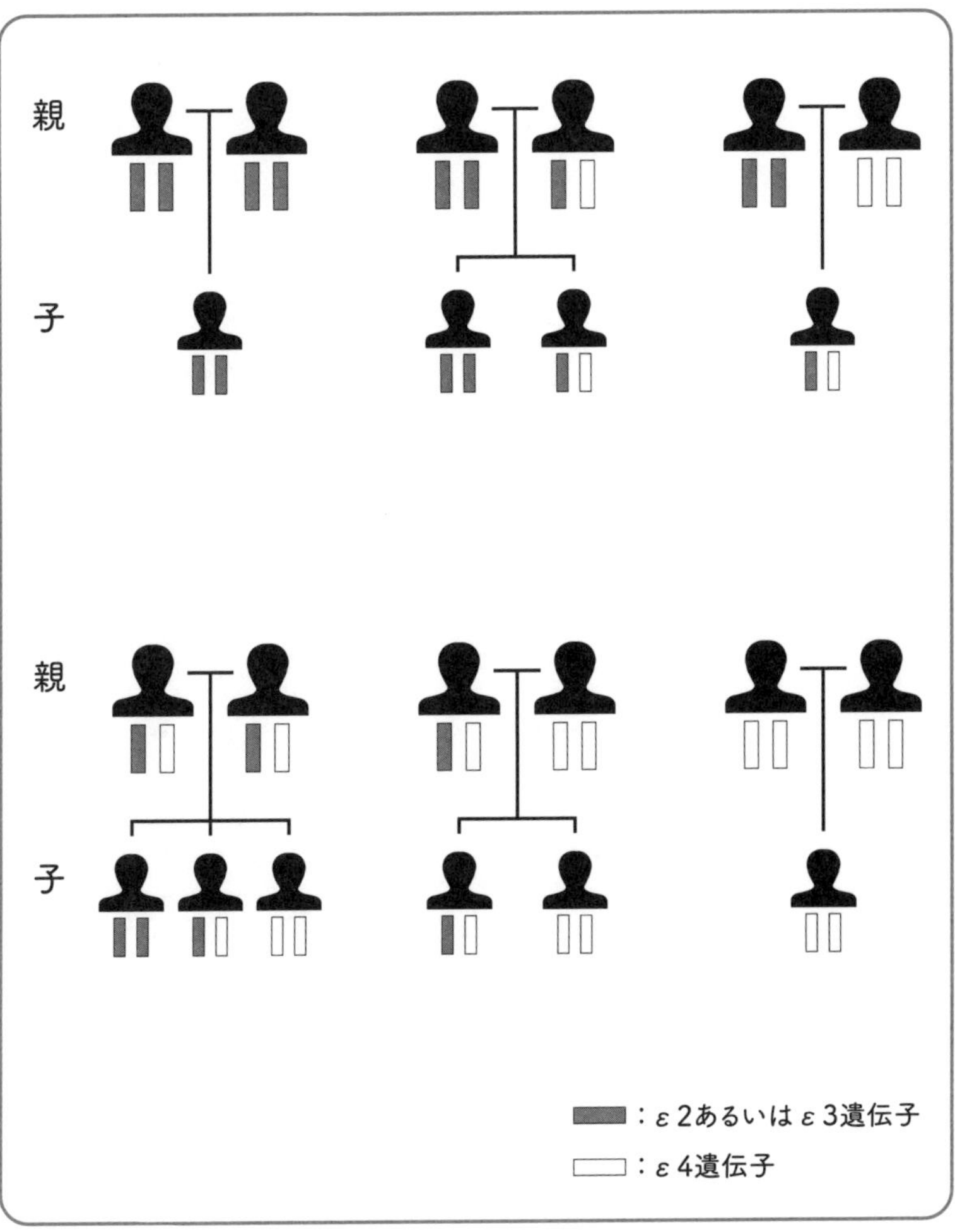

「ＡＰＯＥ」の遺伝子型によって、「アルツハイマー病」の「レカネマブ」をはじめとするアミロイドワクチン療法の副作用の出方が違うことがわかってきています。

したがって、ワクチン療法をするときには「ＡＰＯＥ」の解析は行うべきだと思います。前でもお話ししましたが、「認知症」は怖がりすぎず、怖がらなさすぎず、ということが大切です。そのためにも、正しい情報を得ることが第一です。

第3章
「認知症」と診断されたとき

マンガ

「治療が始まっても効果が見られない」

＊元小学校教師の75歳の男性

もと小学校教師
75歳の男性
初診時は
幼稚園の顧問を
されていました
おはよう
えーと
君は…
……
先生
忘れちゃ
ったの？
しょーた
だよ

前は名前を
すぐ覚える
ことができたのに
おかしいな
名前を
思い出せない
ことも
増えたし
病院に
行ったほうが
いいんだ
ろうか
え〜と
う〜んと

ここ一年
物覚えが
悪くなって
診察の結果
MMSEは23点で
頭部MRIでは
全体的な
軽度の委縮を
認める程度
アルツハイマー
と診断して
抗認知症の
投与を始めました

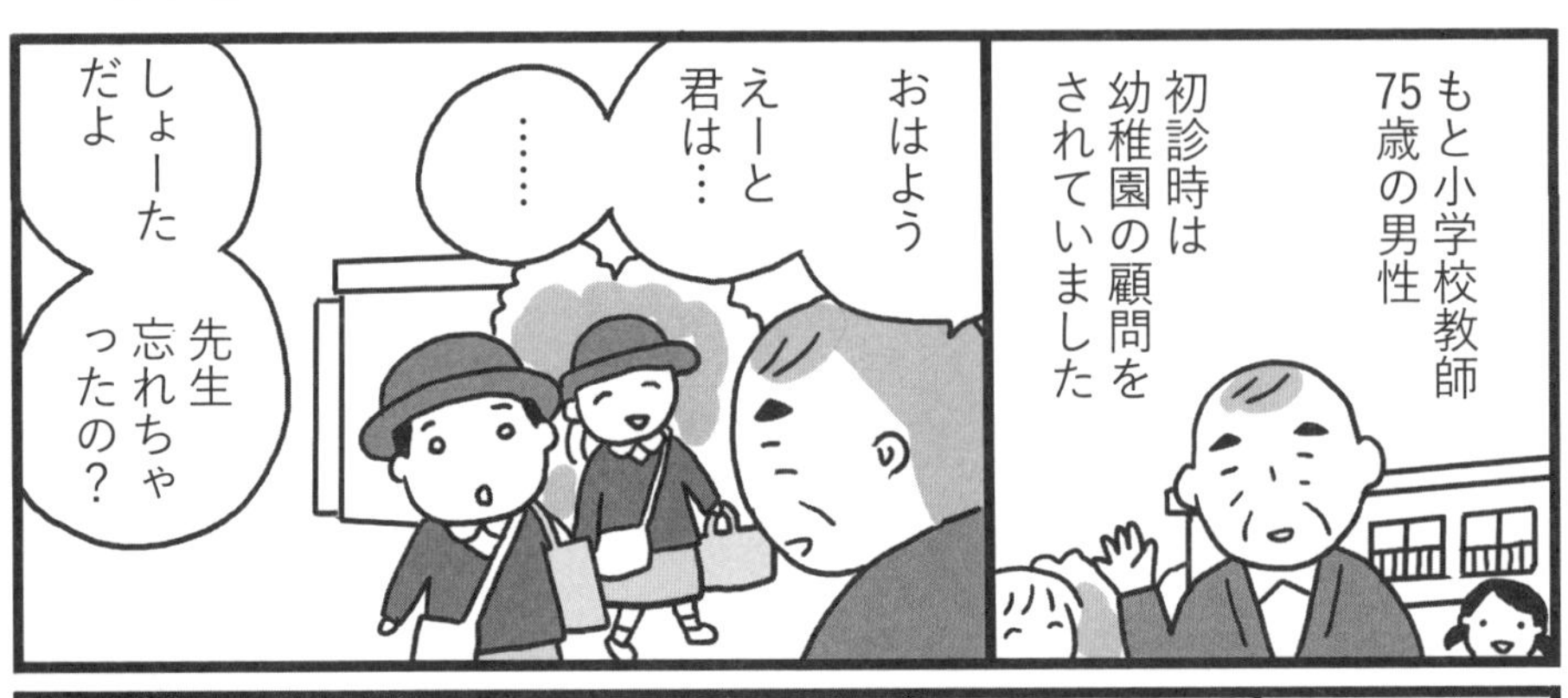

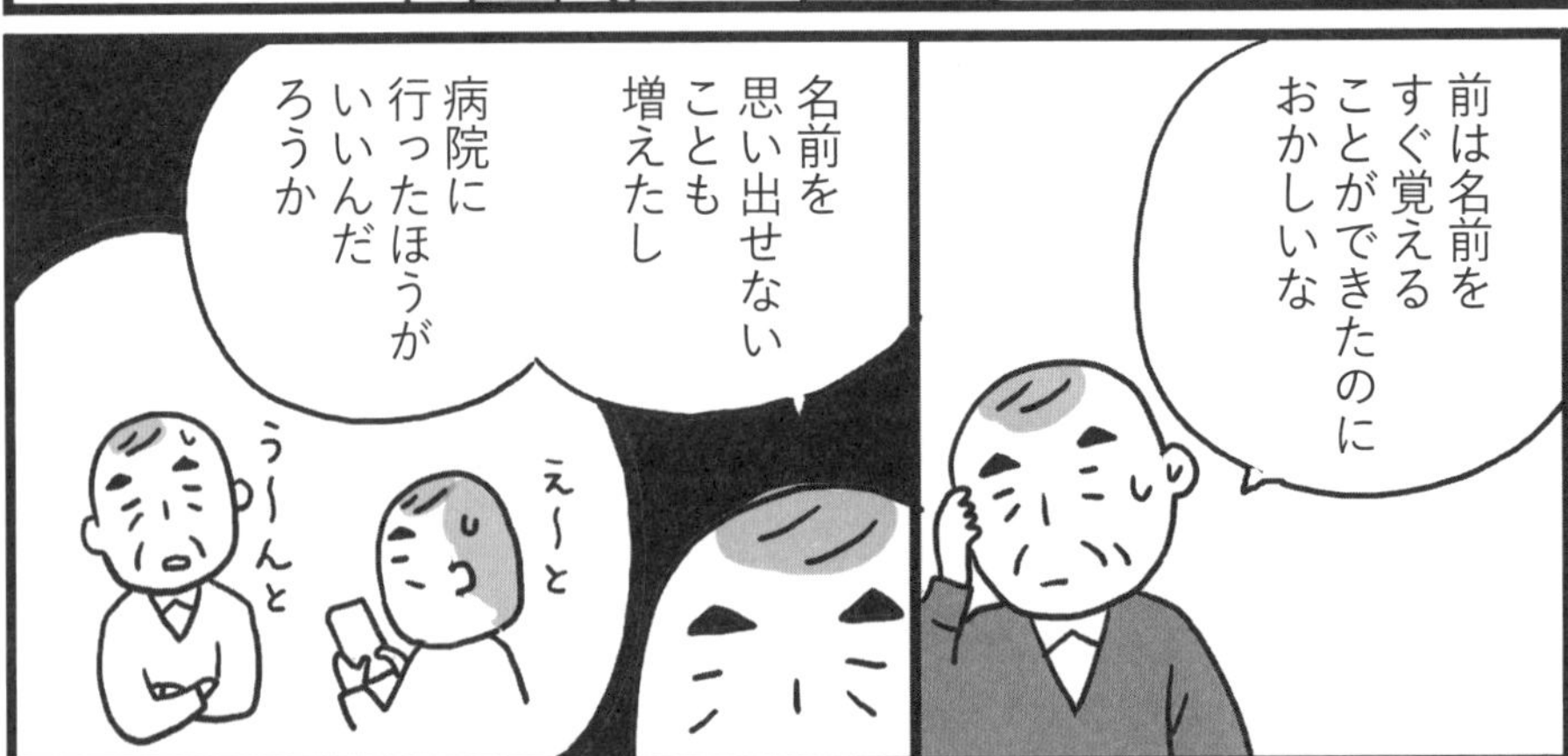

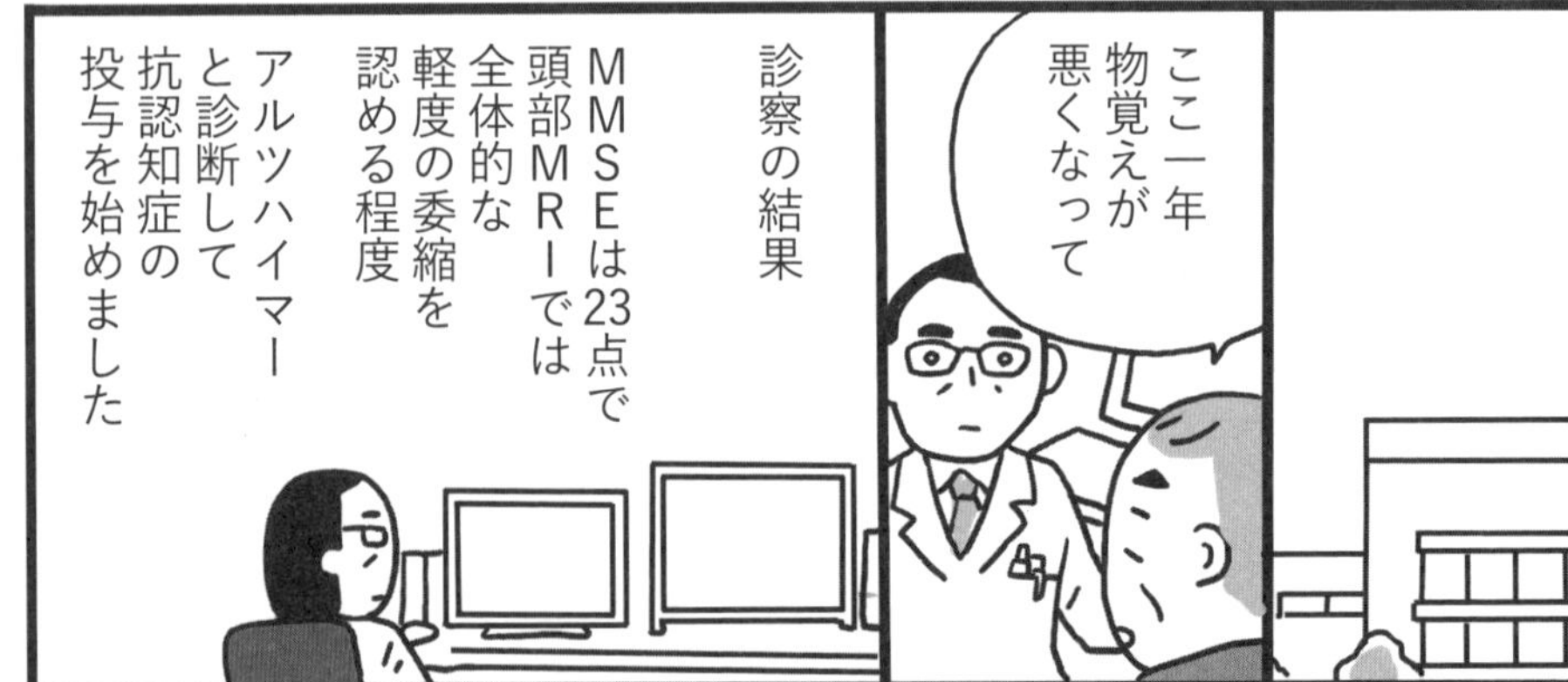

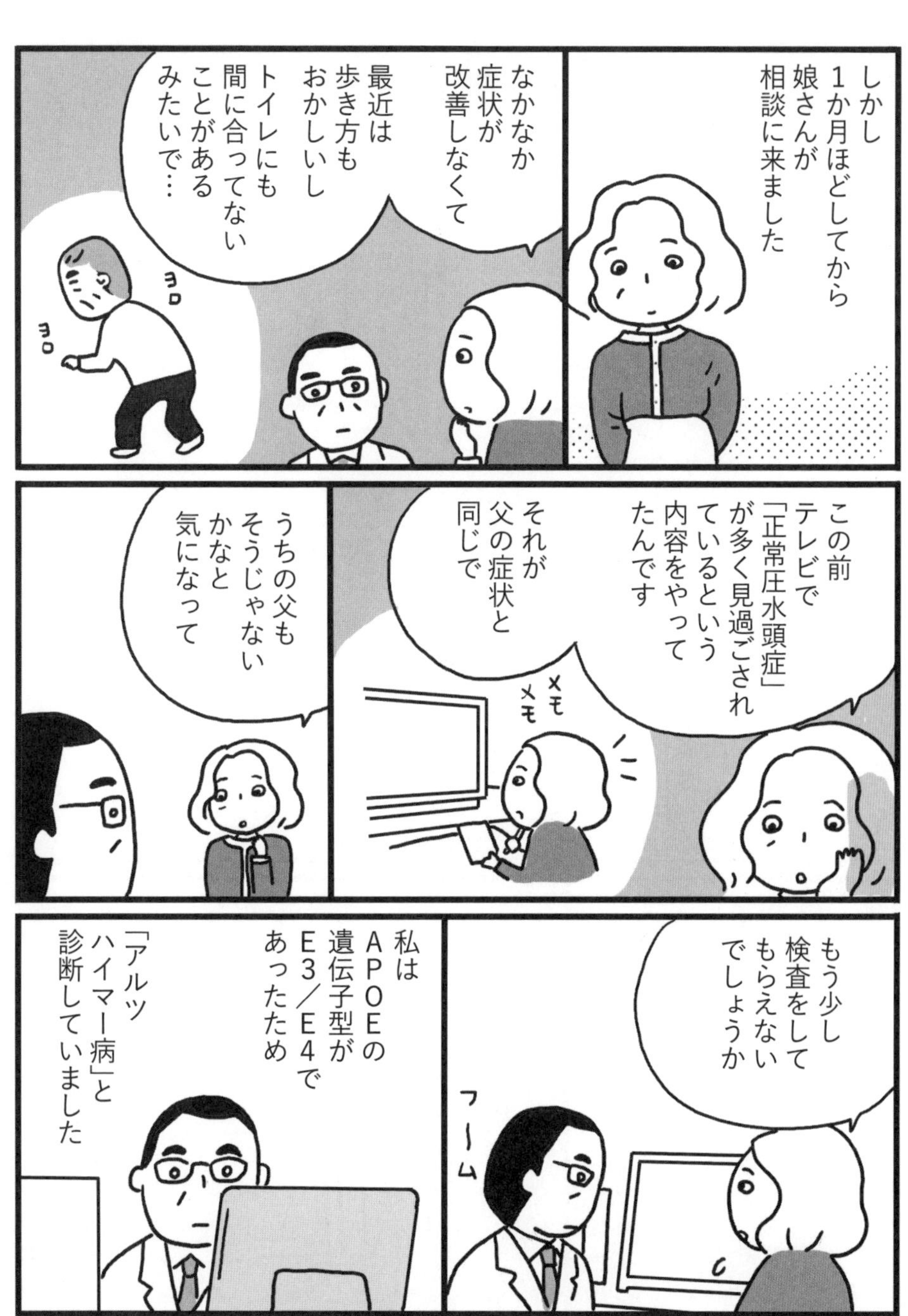
しかし
1か月ほどしてから
娘さんが
相談に来ました
なかなか
症状が
改善しなくて
最近は
歩き方も
おかしいし
トイレにも
間に合ってない
ことがある
みたいで…
ヨロ
ヨロ
この前
テレビで
「正常圧水頭症」
が多く見過ごされ
ているという
内容をやって
たんです
それが
父の症状と
同じで
メモ
メモ
うちの父も
そうじゃない
かなと
気になって
もう少し
検査をして
もらえない
でしょうか
フ～ム
私は
APOEの
遺伝子型が
E3／E4で
あったため
「アルツ
ハイマー病」と
診断していました

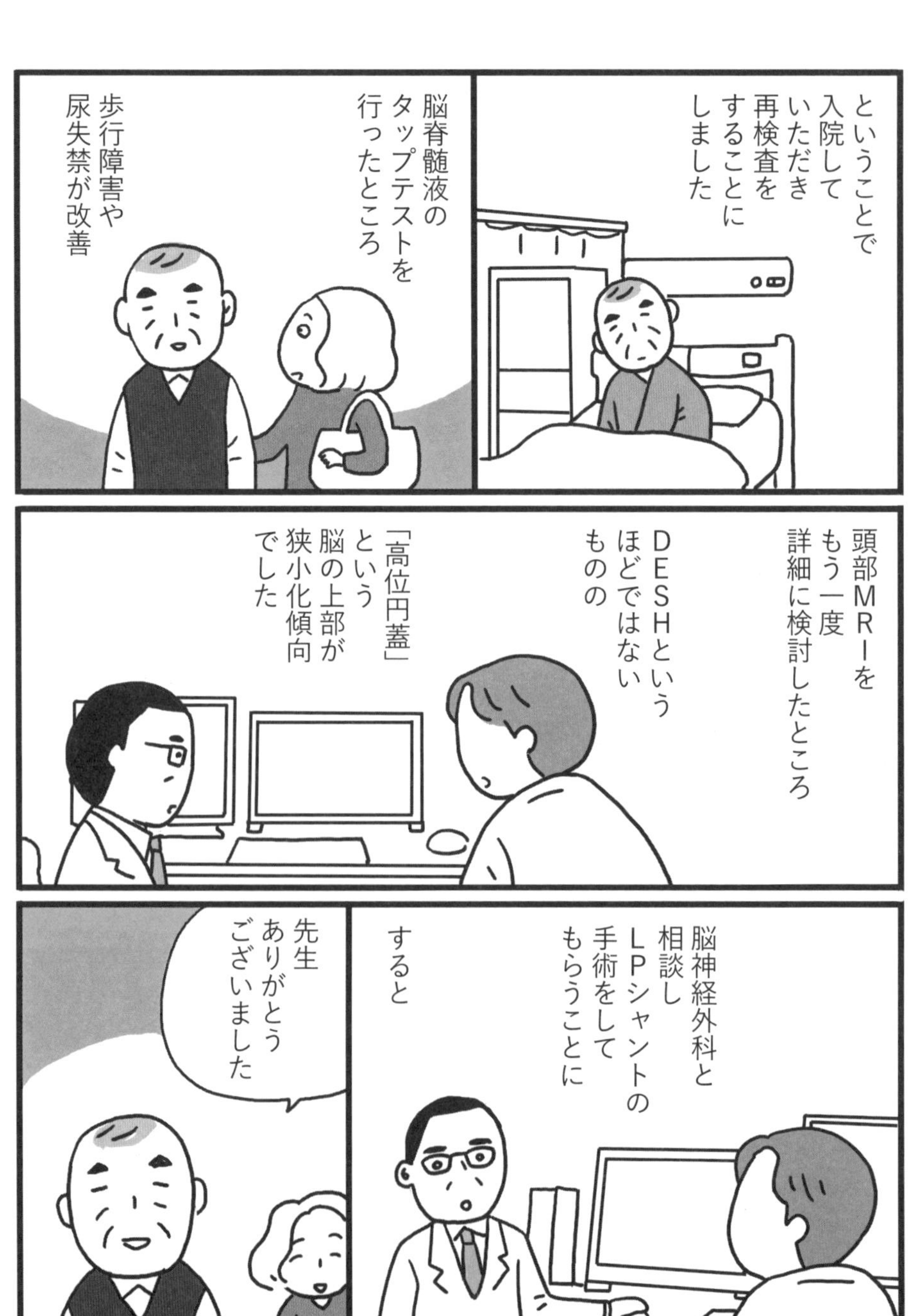
ということで
入院して
いただき
再検査を
することに
しました
脳脊髄液の
タップテストを
行ったところ
歩行障害や
尿失禁が改善
頭部MRIを
もう一度
詳細に検討したところ
DESHという
ほどではない
ものの
「高位円蓋」
という
脳の上部が
狭小化傾向
でした
脳神経外科と
相談し
LPシャントの
手術をして
もらうことに
すると
先生
ありがとう
ございました

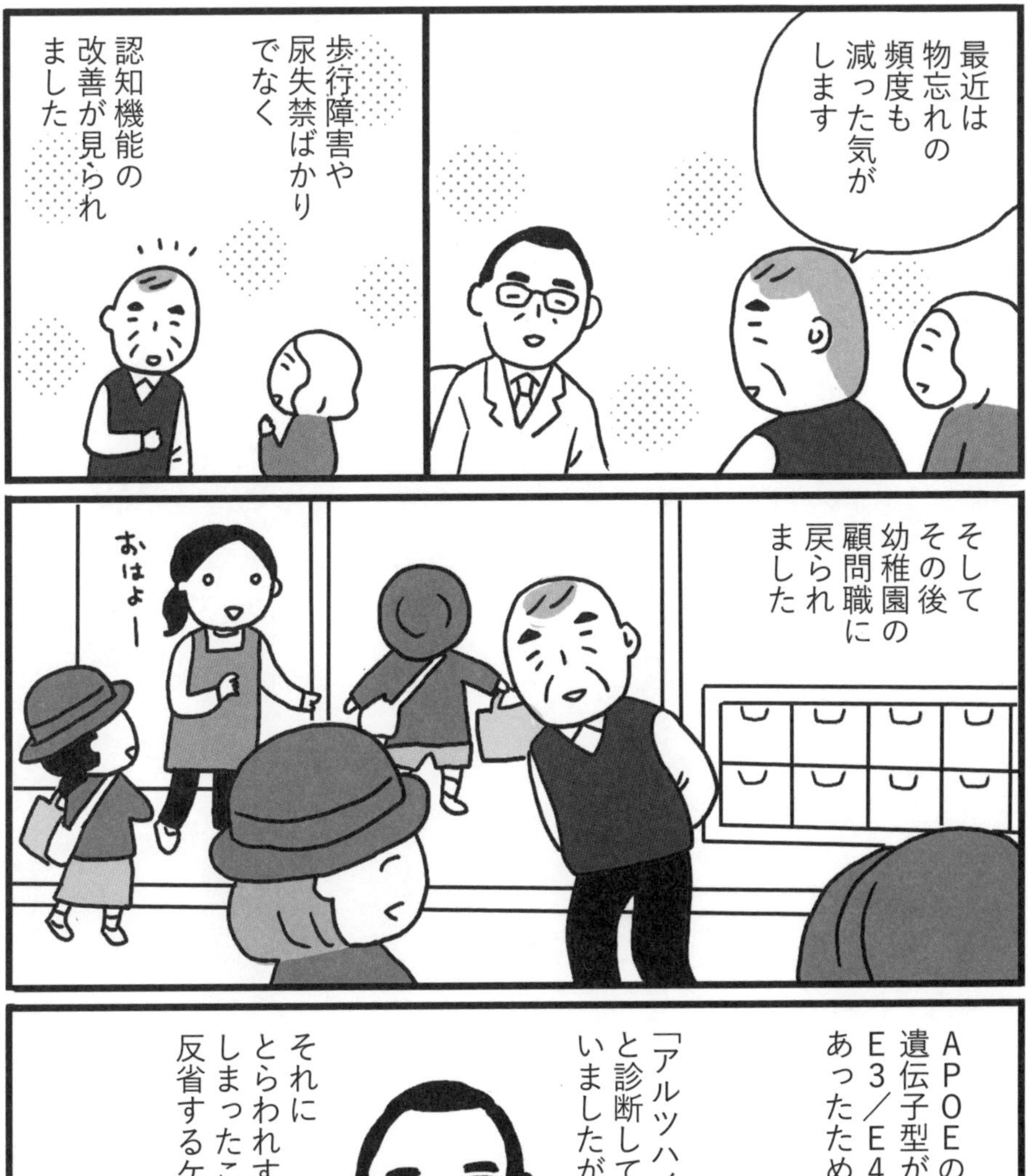

最近は
物忘れの
頻度も
減った気が
します

歩行障害や
尿失禁ばかり
でなく
認知機能の
改善が見られ
ました

そして
その後
幼稚園の
顧問職に
戻られ
ました

おはよー

APOEの
遺伝子型が
E3／E4で
あったため
「アルツハイマー病」
と診断して
いましたが
それに
とらわれすぎて
しまったことを
反省するケースでした

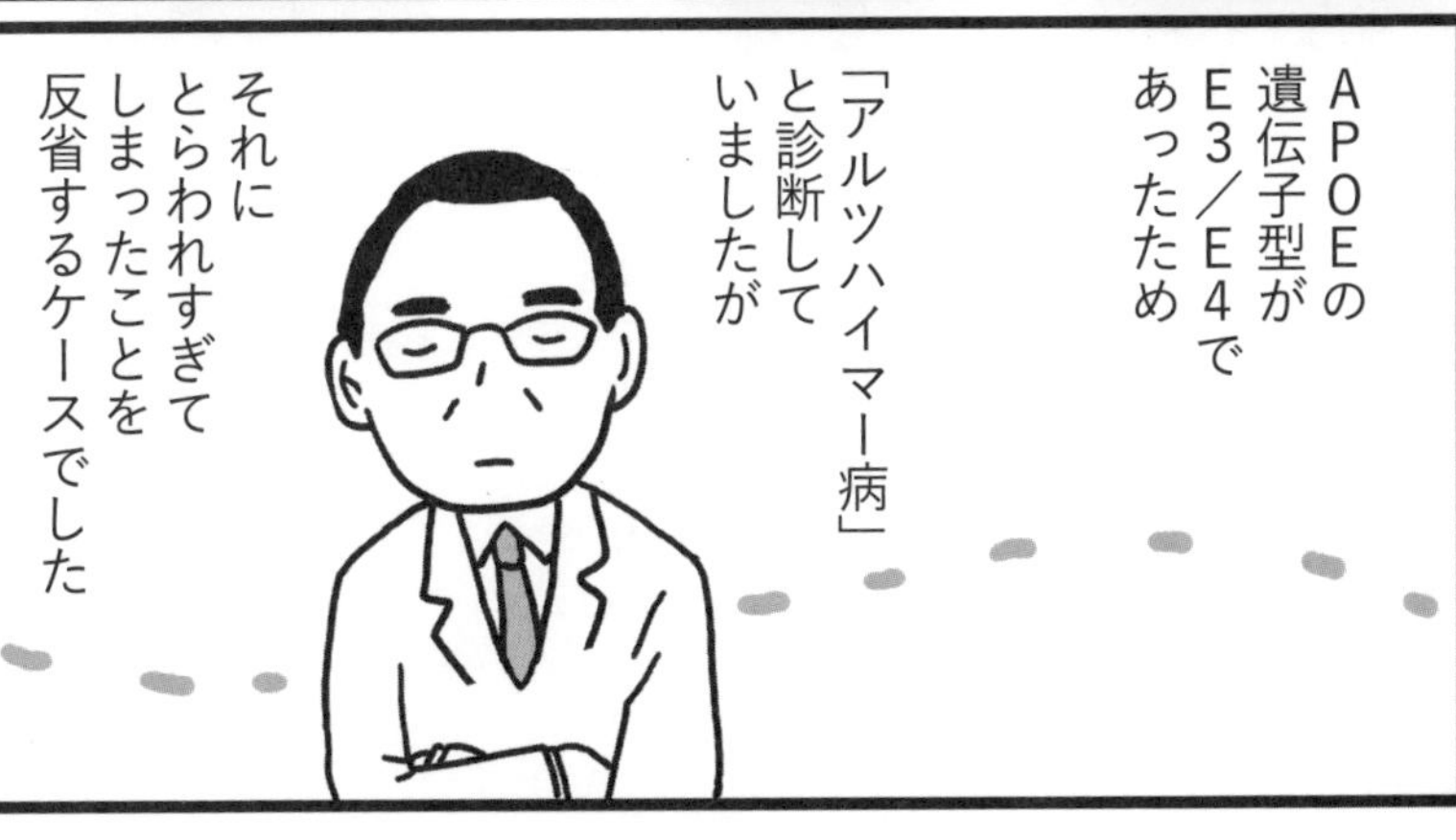

11

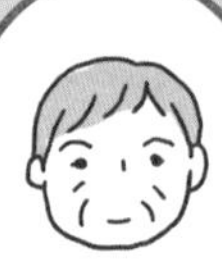

「認知症」の種類

▼どのタイプの認知症かを知る

最近の認知症のタイプによる発症割合は、次頁の表に示す通りです。

もっとも頻度が高いのは「アルツハイマー病」で、2番目は「脳血管性認知症」、両方で、90％に近い数字になりますから、「認知症」と診断された場合には、ほとんどの方が、「アルツハイマー病」か「脳血管性認知症」のいずれかになるでしょう。

けれども、頻度の少ないものの可能性も、決して見落としてはいけません。そのときには「**認知症もどき**」の可能性も合わせて診ていくわけですが、それが大事なのは、それぞれ治療法があるからです。

間違えた診断で治療法を進めても、症状を緩和することができません。それどころか、かえって悪化させてしまうこともないとは言えません。

■認知症のタイプによる発症の割合（対象：面接調査で診断が確定した者978名）

(1)「アルツハイマー病」	67.6%
(2)「脳血管性認知症」	19.5%
(3)「レビー小体型認知症」「認知症を伴うパーキンソン病」	4.3%
(4)「前頭側頭葉変性症」	1.0%
(5) アルコール性	0.4%
(6) 混合性	3.3%
(7) その他	3.9%

＊参考：「都市部における認知症有病率と認知症生活機能障害への対応」（平成25年5月報告）より

12

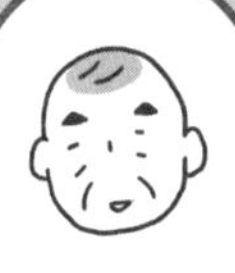

「アルツハイマー病」について

▼その原因と経過

まずは、「認知症」の中でいちばん多い「アルツハイマー病」について、お話ししたいと思います。

●「アルツハイマー病」の発見

1906年、ドイツ南西医学会で、精神科医アロイス・アルツハイマーが「嫉妬妄想(しっともうそう)」などを主訴として、アルツハイマーのもとを訪れた女性患者アウグステ・データーに関する症例報告を行ったことに由来しています。

この報告では、初老期に発症し、進行性に記憶障害と妄想を主徴とする「認知症」を呈し、亡くなった後、顕微鏡で脳神経を観察した結果では、特徴的な神経病理像としての

「老人斑」と「神経原線維変化」を認めたとされています。これらの神経病理像は現在でも正しいとされ、なぜこのような変化が起きるのか、ということの研究が「アルツハイマー病」の病態解明につながっていきました。

●なぜ「老人斑」はできるのか

「老人斑」は、中心部のコアの部分と、神経細胞が変性した残骸がその周辺部に見られます。コアの部分の成分を調べたところ、**「アミロイド蛋白」**というものであることがわかりました。

さらに、「アミロイド蛋白」のアミノ酸配列を分析したら、「アミロイド前駆体蛋白（APP）」の一部分であることがわかりました。

この「APP」は、神経細胞の外側の膜に突き刺さった形で普通に存在します。

それが「β切断」と「γ切断」といわれる2か所で切断されて、「アミロイド蛋白」が産生されます。「アルツハイマー病」の患者さんでは、その産生が亢進してしまうのです。

「アミロイド蛋白」にはいくつかの種類があり、42個のアミノ酸からできる「Aβ42」という蛋白が凝集しやすく、「老人斑」のコアになるようです。

また、これらの「アミロイド蛋白」を分解する酵素も発見されています。

これらは、「ネプリライシン」と「インスリン分解酵素（ＩＤＥ）」で、「アルツハイマー病」の患者さんでは、これらの**酵素の働き**が悪くなり、「アミロイド蛋白」が溜まるのではないかともいわれています。

「アミロイド蛋白」は脳実質に主に溜まりますが、脳の血管壁にも沈着することがわかっています。

健常な人では、「ＡＰＰ」は2か所ではなく、「α切断」といって、ちょうど「アミロイド蛋白」の真ん中あたりで切断されることが多いので、「アミロイド蛋白」が産生されにくいのです。

●家族性アルツハイマー病

昔から「アルツハイマー病」のような認知症がよく起こる家系の存在は、極めて稀であるものの報告されていました。

■アミロイド蛋白の産生

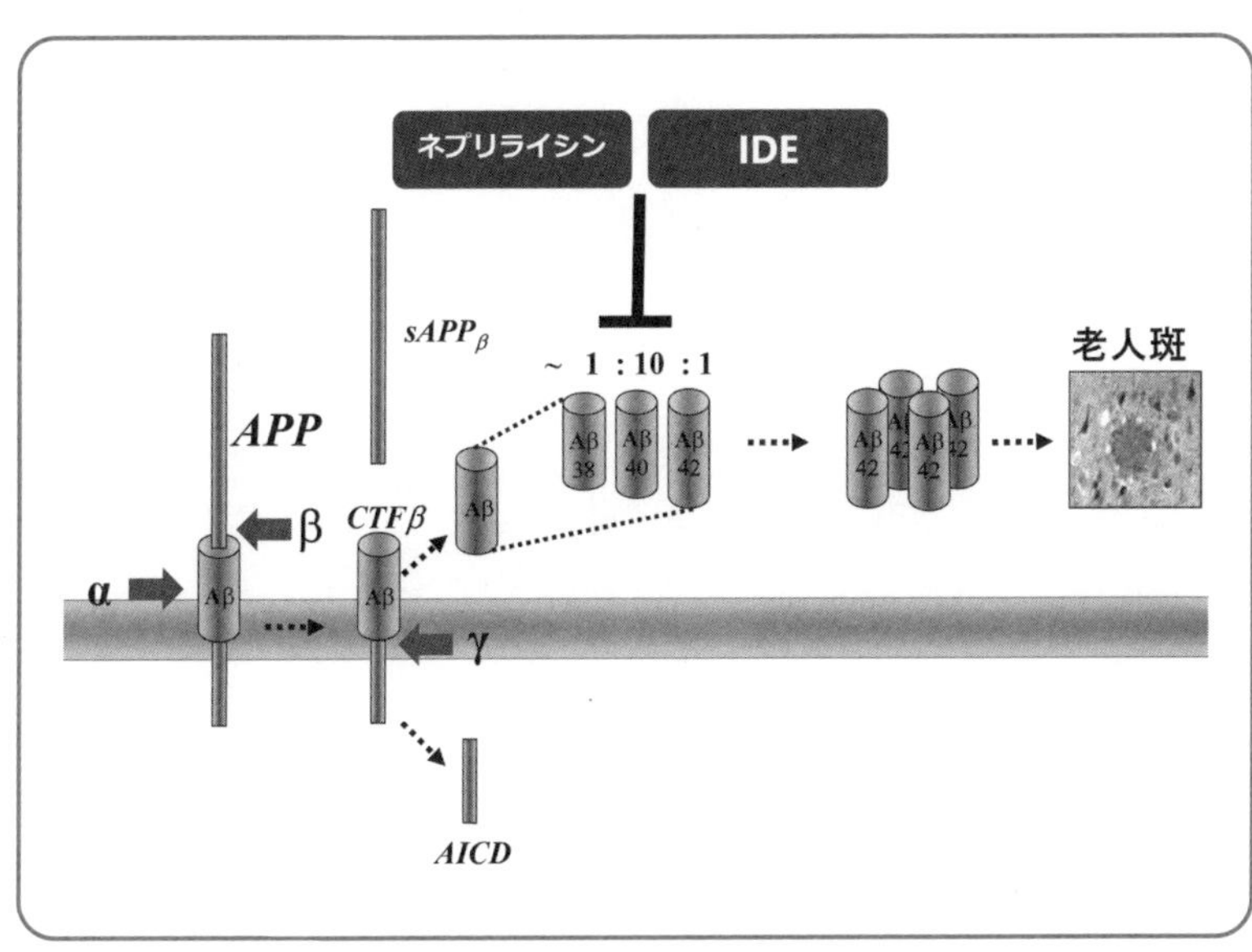

1991年に、「APP」の遺伝子が変化する「**突然変異**」のある「家族性アルツハイマー病」が報告されました。

次いで1995年に、「APP」からアミロイド蛋白を切り出す酵素「γ切断酵素」を構成する「プレセニリン1」に突然変異のある「家族性アルツハイマー病」が、さらには「プレセニリン2」に突然変異がある「家族性アルツハイマー病」が報告されました。

これら一連の発見は「アミロイド蛋白」が切り出されて産生することが、「アルツハイマー病」発症の根本であることを示唆しています。

●なぜ神経原線維変化はできるのか？

「神経原線維変化」は、神経細胞内に繊維状の構造物が凝集した形で見られます。これが何でできているのかと解析が進められ、**リン酸化**された「タウ蛋白」であることがわかりました。この発見は、米国のイクバール夫妻によってなされました。

「神経細胞」は、タコの足のように突起を伸ばしています。

その突起の屋台骨を支えている構造物に「微小管」というものがあります。

この「微小管」は、たくさんの蛋白で構成されているのですが、その一つに「タウ蛋白」があります。

「タウ蛋白」は、リン酸がつくと微小管から外れ、リン酸が取れると微小管にくっつくという動きをしています。

どういうわけか、「アルツハイマー病」ではリン酸化された「タウ蛋白」が増えており、これらは凝集しやすく、極めて溶解しにくい「ＰＨＦ」という構造物を形成して、「神経原線維変化」を起こします。

後で述べますが、実は「タウ蛋白」が凝集する病態は「アルツハイマー病」以外の病気でも見られます。ですので、「タウ蛋白」が脳に凝集する病態をまとめて「タウオパチー」と呼んでいます。

アミロイドカスケード仮説

「老人斑」は「アミロイド蛋白」の凝集によって起こり、「神経原線維変化」は「タウ蛋白」の凝集で起こることが明らかになったわけですが、「アルツハイマー病」の患者さんの中で、どの順番で、これらの変化が起きるのかが問題です。

そこで大きなヒントとなったのは、「家族性アルツハイマー病」の患者さんの存在です。

「APP」から「アミロイド蛋白」を切り出す仕組みに、遺伝子の突然変異があると「アルツハイマー病」になってしまうわけですから、「アミロイド蛋白の異常」が最初に起こると推測されるのです。

また、「神経原線維変化」はタウオパチーそのものですが、タウオパチーは「アルツハイマー病」ばかりではなく「前頭側頭葉変性症」のピック病など、ほかの病気でも見つかり、そういった病気にはアミロイドの凝集は見られないことから、タウの病理がアミロイド病理を誘発するとは考えにくいのです。

したがって、「アルツハイマー病」ではアミロイド病理が起きてからタウの病理が起きると考えたほうがよさそうです。

一方、認知症の重症度は、アミロイド病理すなわち「老人斑」の数ではなく、タウ病理すなわち「神経原線維変化」の数に相関するということがわかってきました。

また、「加齢性タウオパチー」といって、加齢に伴い、誰でも少しずつ「タウ蛋白」の凝集が脳の一部には起きることもわかってきました。

現在「アルツハイマー病」が発症するシナリオは、まず凝集性の高い「Aβ42」が「APP」からの切り出しか、分解の異常で凝集を開始します。

それが「老人斑」を形成していくのですが、同時に「グリア細胞」や「神経細胞」に何らかのダメージを与えます。

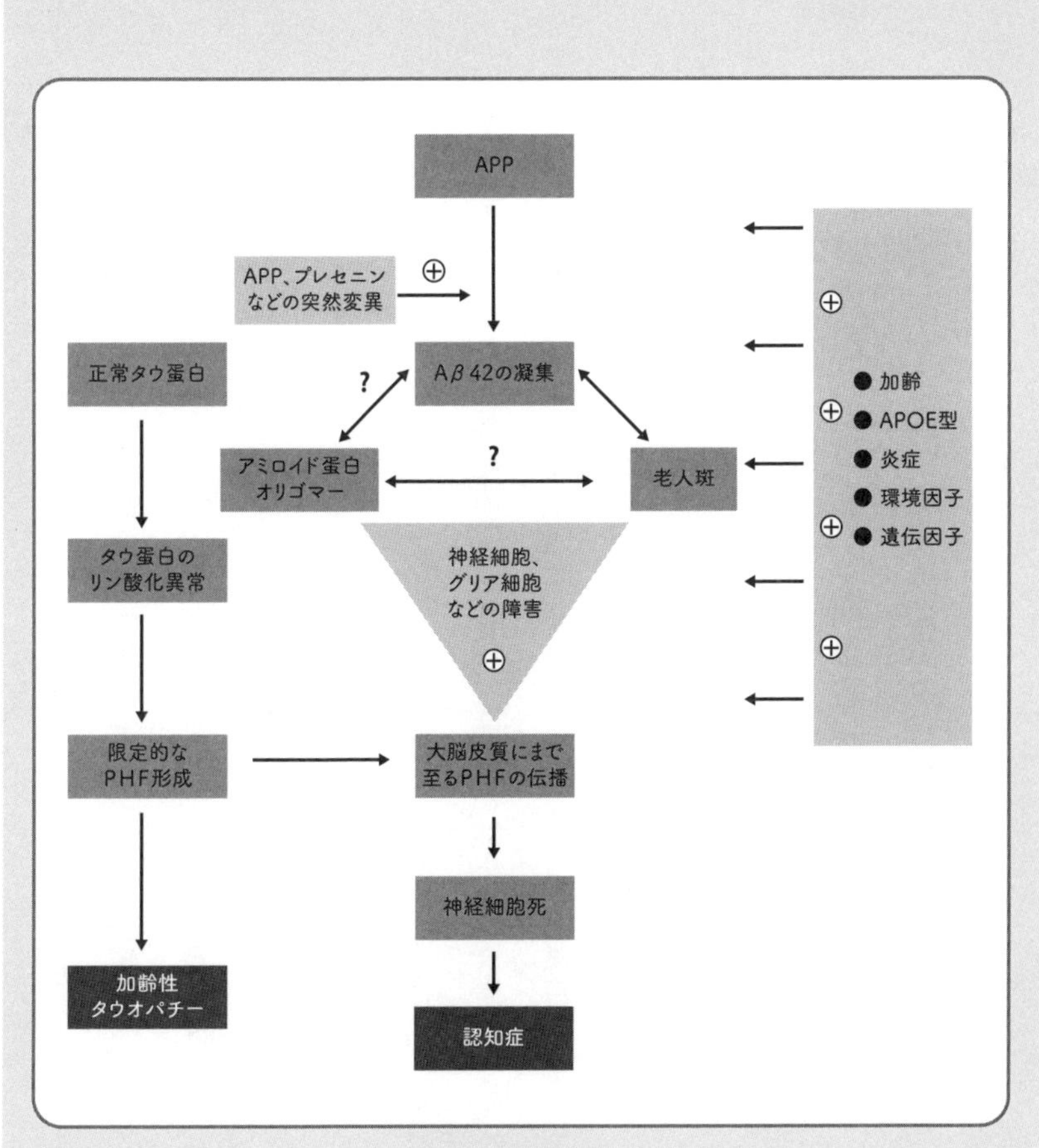

＊参考："Nature Reviews Drug Discoverry" volume 21, pages 306–318 (2022)

また、「老人斑」に凝集するまでには至らない小さな凝集体「アミロイド蛋白オリゴマー」ができ、これがより強い毒性を持っていて、神経細胞などにダメージを与えます。

そうすると、加齢により、少しずつ溜まりかけていた「タウオパチー」の引き金を引く形で、「タウ蛋白」が一気に凝集して、神経細胞の死につながり、「認知症」になるというものです。

これを**「アミロイドカスケード仮説」**といいますが、いまのところ「アルツハイマー病」が起こる仕組みとしては、多くの研究者が賛成しているものです。

この仮説に則って、病気の大本である「アミロイド蛋白」をターゲットとした「レカネマブ」をはじめとした薬が開発されているのです。

●「アミロイド蛋白はいつから溜まるか?

「家族性アルツハイマー病」の家族の方々に協力してもらい、まだ認知症を発症していない若い方の研究が欧米で進んでいきました。

■アルツハイマー病の経過

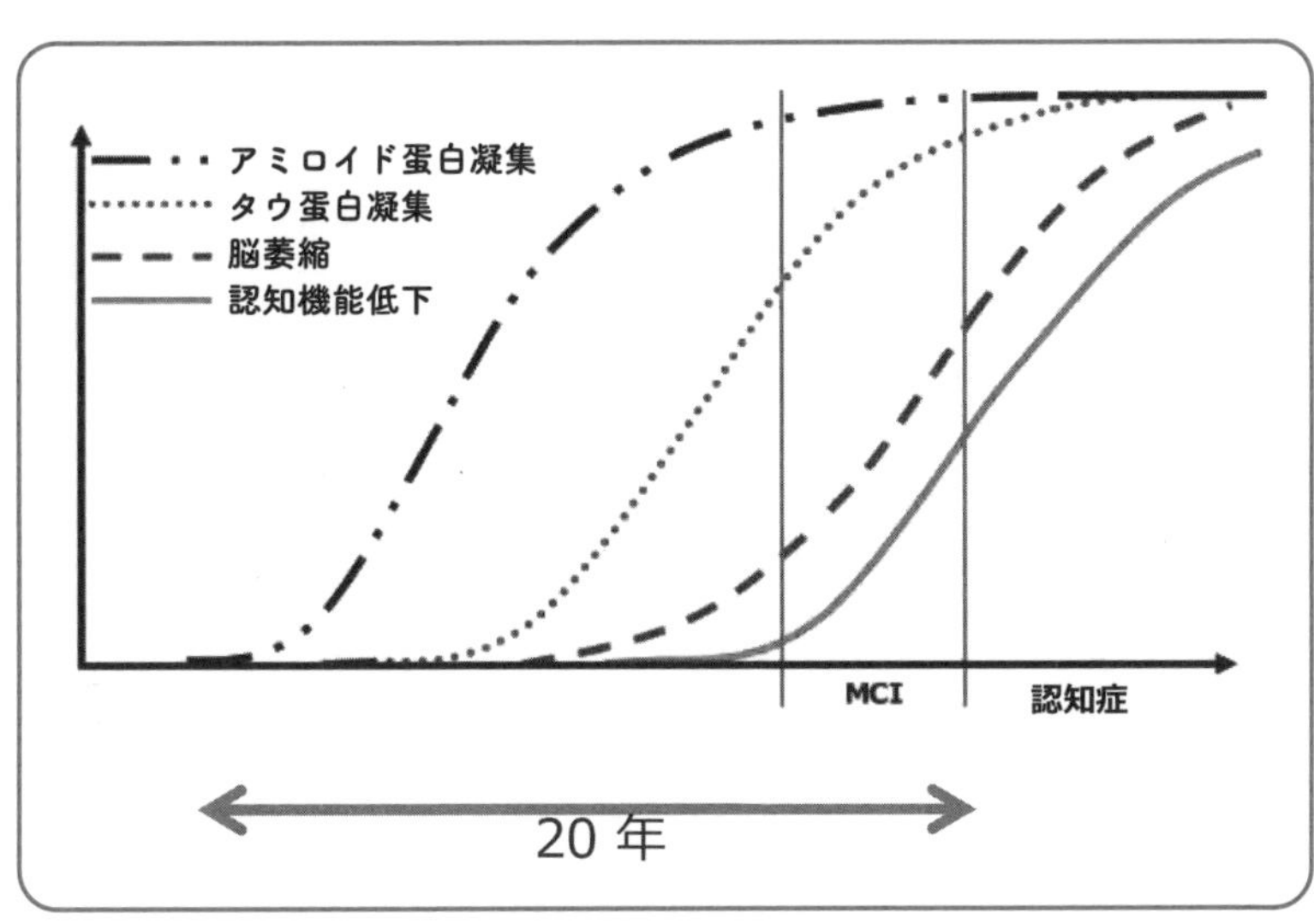

（出典：alzres.com）

それによって「アミロイド蛋白」の始まりは、認知症の出現のはるか20年前であることがわかってきました。その「アミロイド蛋白」を追うように「タウ蛋白」が溜まり、次に脳の萎縮と認知機能低下が続きます。

この結果は「アミロイドカスケード仮説」の裏づけとなると同時に、認知症が診断されたときには、「アミロイド蛋白」は、ほぼ溜まってしまっているということになります。

したがって、「アミロイド蛋白」に対する薬は、できるだけ早期に使わなければなりません。

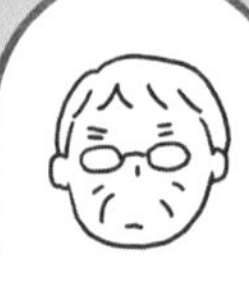

「脳血管性認知症」について

▼その種類と症状

「脳血管性認知症」は、脳卒中（のうそっちゅう）や脳出血、脳血栓（けっせん）、脳塞栓（のうそくせん）など、脳血管に関する疾患が原因となり起こる認知症です。その脳血管が栄養する脳組織や、出血を起こした脳組織が障害を受けることで「認知症」を起こします。

●「脳血管性認知症」の症状

「脳血管性認知症」では、脳梗塞や脳出血で障害を受けた「脳の部位」によって症状は変わります。「アルツハイマー病」など、脳全体が障害されていく変性性の認知症に対して、「脳血管性認知症」は**「まだら認知症」**といって、障害を受けている脳機能と、大丈夫な機能が混在しています。障害を受けた部位に神経症状も出てきます。

■血管性認知症の種類

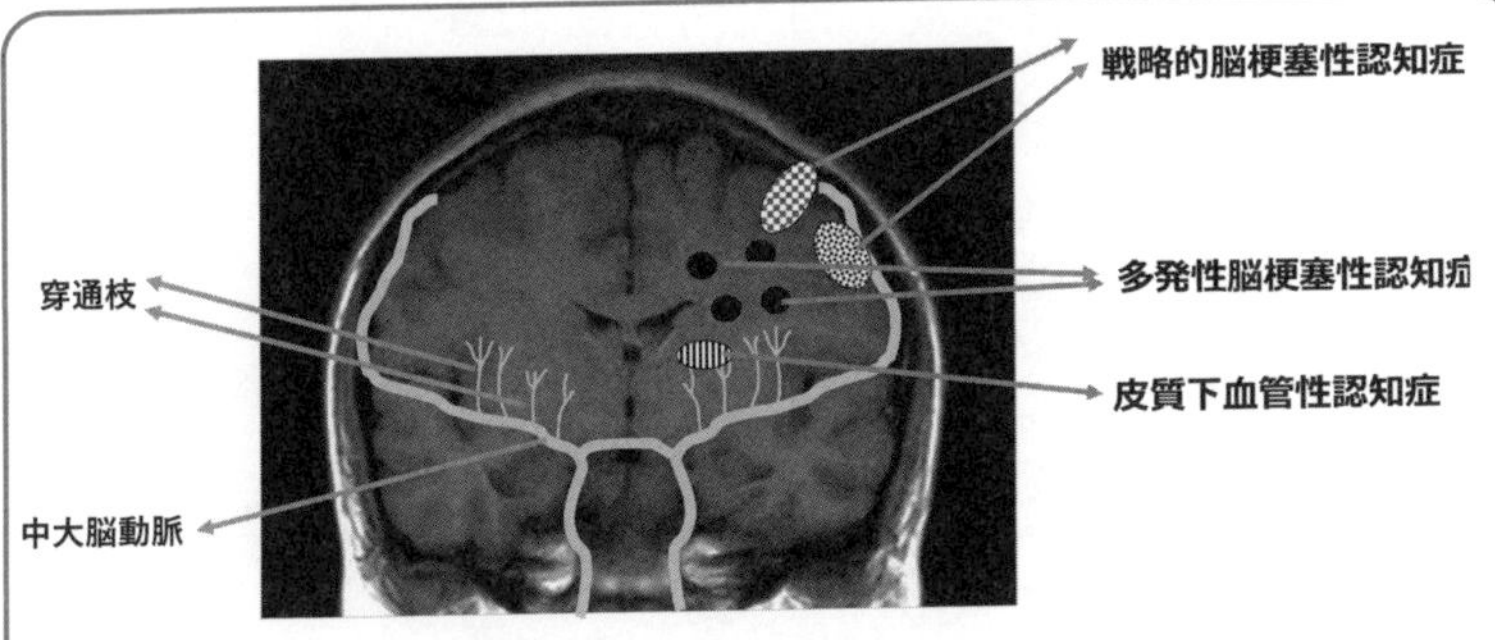

①「多発性脳梗塞性認知症」

小さな脳梗塞が時間の経過とともにどんどん発生していき、認知機能の徐々の喪失につながるものです。

②「戦略的脳梗塞性認知症」

脳は部分によって、それぞれの役割を持っていますが、認知機能に対して重要な領域に対する少数の脳梗塞によっても、著しい急激な認知機能の喪失につながります。

戦争で重要な都市がピンポイントで攻撃され、戦況に大きな影響がもたらされるというようなイメージで、「戦略的」と名づけられたようです。

③「皮質下血管性認知症」

脳の白質に損傷があることによって引き起こされ、実行機能、注意力、処理速度に問題が生じる可能性があります。脳の白質は神経の線維の集まりで、いうなれば電線やケーブルの束の部分です。ここが遮断されると、その部分だけではなく、脳の広範囲に影響が出てしまうのです。

また、脳梗塞などの発作で、急激に脳機能が障害を受けますので、「アルツハイマー病」などに比べて階段状に悪くなっていきます。「血管性認知症」と「アルツハイマー病」の違いを次頁の表に示します。

●「脳血管性認知症」の原因と治療法

認知症には必ず、ベースに脳血管障害を起こす基礎疾患があります。たとえば高血圧、糖尿病、脂質異常、心房細動、虚血性心疾患など、いわゆる生活習慣病です。基礎疾患により動脈硬化が進み、血栓などによって脳血管が障害され認知症が起こる、という比較的単純なメカニズムです。

残念ながら、障害を受けた脳組織に対する治療法はありません。

障害を進めないように、基礎疾患の治療を行わなければなりません。予防としては、基礎疾患を事前に治すか、かからないようにすることにつきます。

■血管性認知症とアルツハイマー病の違い

	血管性認知症	アルツハイマー病
経　過	階段状進行、急速発症	緩徐進行性
認知症状	まだら認知症、前頭葉機能低下	全体的認知症、記銘力低下が顕著
精神症状	動揺性夜間せん妄、抑うつなどを伴う	非動揺性、漸次進行性妄想、抑うつなどを伴う
神経症状	仮性球麻痺、血管性パーキンソン症候群、左右差のある深部反射亢進、頻尿、失禁など	通常なし
合併症	高血圧、糖尿病、脂質異常、心房細動、虚血性心疾患、閉塞性動脈硬化症など	通常なし

14

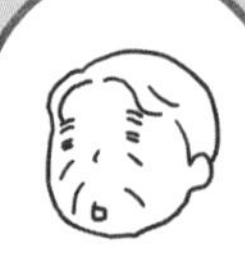

「レビー小体型認知症」について

▼その症状と原因

「レビー小体」というものは、患者さんの脳を亡くなった後に顕微鏡で観察すると脳細胞の中に見られる小さな球状の塊(かたまり)です。

実はこの「レビー小体」は、「パーキンソン病」でも見つけることができます。

●「レビー小体型認知症」の症状

「レビー小体型認知症」は「アルツハイマー病」の次に多い変性性の認知症ですので、「アルツハイマー病」との違いが注目されます。

まず、「レビー小体型認知症」では**幻視(げんし)**が出現することがあります。いるはずがない人とか動物などが見えるとか、「パレイドリア」といって、壁の染みなど、関係ないものが人の顔とか動物の姿に見えるとか患者さんは訴えます。

時には妄想のようになり、身近な人が瓜二つの他人とすり替わったと思い込む「カプグラ症候群」とか、他者を別の他者の変装であると確信する「フレゴリの錯覚（さっかく）」などといった状態を呈することもあります。

「レビー小体型認知症」は、「パーキンソン病」と兄弟のような病気ですので、「パーキンソン病」の症状が出現してきます。

「パーキンソン病」の症状というのは、「**筋強剛（きんきょうごう）**」といって筋肉が硬くなったり、「姿勢反射障害」といって前屈（かが）みで止まることができず突進したりします。

本来の「パーキンソン病」で見られる、手などが小刻みに震える「静止時振戦（しんせん）」は「レビー小体型認知症」では少ないとされています。

さらに、「レビー小体型認知症」では認知機能などの動揺性が見られます。

患者さんには、ぼーっとしているときと、はっきりしているときの差が認められます。

また、「レビー小体型認知症」では睡眠の異常として「**レム睡眠行動異常**」、すなわち「悪性の寝ぼけ」が出現してきます。

人間の睡眠には、頭は覚醒に近い状態で、からだは眠っている時間帯と、その逆に頭は眠って、からだは覚醒している時間帯の2種類があります。

前者では眼球がキョロキョロしているので、「Rapid Eye Movement Sleep」の頭文字を取って「REM（レム）睡眠」と呼び、後者を「NREM（ノンレム）睡眠」と呼んでいます。

通常、レム期に夢を見ているのですが、たとえ悪夢を見ていても、幸いなことにからだは眠っているので、筋肉は弛緩（しかん）していて、夢に反応して行動を起こすことはありません。

しかし、レム期に行動を起こす「**寝ぼけ状態**」が出現することがあります。

悪夢でも見ていたら大変です。

大声をあげたり、暴力を振るったり、危険なことをしたりする行動異常が見られます。

「レビー小体型認知症」では、認知機能低下よりも早く、「レム睡眠行動異常」が出現することがあります。

「レビー小体型認知症」の記憶障害すなわち物忘れは、「アルツハイマー病」の場合のように初期から顕著でないこともあります。

一方で、「レビー小体型認知症」では、初期から**視空間認知の障害**が目立つとされています。

「ミニメンタルステート検査（ＭＭＳＥ）」では、２つの五角形の模写が極端にできなくなります。患者さんには「見間違い」が増えたり、目の前の物品に気づかずに探しまわったりすることが増えます。

また、注意の障害も目立ちます。

「ＭＭＳＥ」では、「１００」から「7」を順に引いていく検査があります。「１００」引く「7」は「93」、「93」引く「7」は「86」、「86」引く「7」は「79」というふうに続けていきます。これは「注意」の検査なのですが、「レビー小体型認知症」の患者さんは極端に成績が悪くなります。

また「レビー小体型認知症」では、自律神経障害も出現し、極端な場合、失神したりしますす。うつ症状も出やすく、最初はうつ病と診断されている場合もあります。

●検査の所見

「レビー小体型認知症」の画像所見では、脳血流検査「ＳＰＥＣＴ（single photon emission computed tomography）」で、後頭葉の血流低下など**後頭葉の障害**が認められます。

頭頂葉の後ろにある後部帯状回は血流が豊富なところで、後頭葉の血流分布と合わさって脳の後ろから「半島」のようにせり出したように見えるのです。

しかし、「レビー小体型認知症」では後頭葉の血流低下で後部帯状回の血流だけが残り、「半島」ではなく「島」のように見えるのが特徴です。

「パーキンソン病」と兄弟のような病気と紹介しましたが、「パーキンソン病」と同じくドパミンという**神経伝達物質の異常**が「レビー小体型認知症」では見られます。

ドパミン神経のシナプスにあるドパミンを取り込む「ドパミントランスポーター」に結合する放射性物質を投与して、「ＰＥＴ（positron emission tomography）」で見てみると、パーキンソン病と同じように「線条体」という脳の部分での放射性物質の取り込みが減少しています。

また、意外にも「１２３Ｉ－ＭＩＢＧ心筋シンチグラフィー」という心臓の検査で、

「レビー小体型認知症」では、心筋への造影剤の取り込みが低下していて、診断の所見となることもあります。

これは前述したように「レビー小体型認知症」では**自律神経障害**があるためと考えられています。

「レビー小体型認知症」の原因

なぜ「レビー小体型認知症」では、脳細胞内に「レビー小体」ができるのでしょうか？

分子生物学的な解析の結果、「レビー小体」は「αシヌクレイン」という蛋白が凝集してできることがわかりました。

「αシヌクレイン」は、脳のシナプスにたくさん存在する蛋白で、「シナプスにある神経の蛋白」という意味で「シヌクレイン」と名づけられました。

「αシヌクレイン」の役割は、まだよくわかっていませんが、神経伝達物質の放出などシナプスの機能に重要な役割を持っていることは間違いありません。

それでは、なぜ重要な役割を持つ「αシヌクレイン」が凝集して、レビー小体になるのでしょうか？　これが残念ながら、わかっていないのです。この点がわからないと「レビー小体型認知症」の治療や予防はできないことになります。

●「レビー小体型認知症」の治療

「レビー小体型認知症」の根本的な治療法はありません。

ただ、「アルツハイマー病」の症状改善薬である「コリンエステラーゼ阻害薬」が「レビー小体型認知症」に若干効くことが知られています。

また、幻覚がひどい場合には、少量の抗精神病薬を使ったり、パーキンソン症状がひどい場合には「抗パーキンソン薬」を使ったりする場合がありますが、「レビー小体型認知症」の特徴として、薬物に対して敏感であることがあり、すぐに副作用が出て、薬物療法はやりにくいのも事実です。

郵便はがき

162-0816

恐れ入ります
切手を
お貼りください

東京都新宿区白銀町1番13号

きずな出版 編集部 行

フリガナ

お名前　　男性／女性　未婚／既婚

(〒　　-　　)
ご住所

ご職業

年齢　10代　20代　30代　40代　50代　60代　70代〜

E-mail

※きずな出版からのお知らせをご希望の方は是非ご記入ください。

愛読者カード

ご購読ありがとうございます。今後の出版企画の参考とさせていただきますので、アンケートにご協力をお願いいたします(きずな出版サイトでも受付中です)。

[1] ご購入いただいた本のタイトル

[2] この本をどこでお知りになりましたか?
　1. 書店の店頭　2. 紹介記事(媒体名:　　　　　　　　)
　3. 広告(新聞/雑誌/インターネット:媒体名　　　　　　　　)
　4. 友人・知人からの勧め　5.その他(　　　　　　　　)

[3] どちらの書店でお買い求めいただきましたか?

[4] ご購入いただいた動機をお聞かせください。
　1. 著者が好きだから　2. タイトルに惹かれたから
　3. 装丁がよかったから　4. 興味のある内容だから
　5. 友人・知人に勧められたから
　6. 広告を見て気になったから
　(新聞/雑誌/インターネット:媒体名　　　　　　　　)

[5] 最近、読んでおもしろかった本をお聞かせください。

[6] 今後、読んでみたい本の著者やテーマがあればお聞かせください。

[7] 本書をお読みになったご意見、ご感想をお聞かせください。
(お寄せいただいたご感想は、新聞広告や紹介記事等で使わせていただく場合がございます)

ご協力ありがとうございました。

きずな出版　URL http://www.kizuna-pub.jp　E-mail 39@kizuna-pub.jp

15 「前頭側頭葉変性症」について

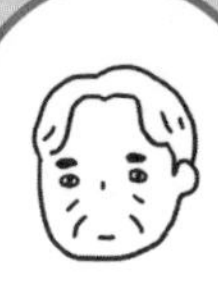

▼その症状と原因

「前頭側頭葉変性症」は、文字通り、前頭葉や側頭葉を中心として障害が発生しますので、行動異常、精神症状、あるいは言語障害などが顕著な認知症を呈します。

●「前頭側頭葉変性症」の症状

前頭葉・側頭葉の中でも、前頭前野が主に萎縮する「行動障害型前頭側頭型認知症」、側頭極ならびに中・下側頭回などが萎縮する「意味性認知症」、左優位でシルビウス列周囲が萎縮する「進行性非流暢性失語」に分けられます。

「行動障害型前頭側頭型認知症」は、「前頭側頭葉変性症」の中心な病気です。

前頭葉に障害が起きますので、人格変化や行動障害が起きます。

「**ピック病**」という病気を聞かれた方もあると思いますが、「行動障害型前頭側頭型認知症」の一部を指す病態です。

具体的には、抑制がきかないため、社会的に不適切な行動や礼儀やマナーが守れなくなります。

無関心や無気力となり、共感が欠如してきます。

同じ行動や言葉を繰り返すようになり、「時刻表的生活」を過ごし、同じ食事に固執したり、それを制止されると怒りだしたりします。食事や嗜好も変化してきます。

一方で、物忘れのような「認知機能障害」は、はじめは目立たないことが多いのです。最近増加しているとされる高齢者による逆走運転や万引きなどの犯罪は、この病気の影響があるのかもしれません。

「意味性認知症」では、左側頭葉の委縮が優位になると、一般物品について**意味記憶障害**が起こります。つまり、物の名前が出てこなくなります。

たとえば、ハサミを見せて、「これは何ですか?」と聞いても答えられませんが、手渡すと使うことができるようなことが起こることがあります。

一方、右側頭葉が優位に委縮すると、よく知っている人の顔を見てもわからなくなります。

進行性非流暢性失語は、頻度が少ない病気ですが、発語の量が減少し、努力性発語となります。

失文法が見られるほか、復唱の障害や音韻性錯語（たとえば、「みかん」を「みたん」、「つくえ」を「くくえ」と言い間違える）、言葉の思い出しに時間がかかるなどの症状が現れます。

「前頭側頭葉変性症」の原因

「前頭側頭葉変性症」の原因は複雑で、まだ完全には理解されていません。

「前頭側頭葉変性症」の患者さんの脳組織を顕微鏡で検討してみると、神経細胞やグリア細胞に「封入体」という特定のたんぱく質が凝集して蓄積した像が観察されます。

これらのたんぱく質が、何らかの原因で凝集することで病気が起こってくると考えられています。

これらの凝集する蛋白の一つが「**タウ蛋白**」で、「タウオパチー」という病態が見られます。「タウ蛋白」の他には「TDP－43蛋白」や「FUS蛋白」などが凝集する病態もあります。

「タウ蛋白」が「微小管」とついたり離れたりしていることは先ほど述べましたが、「微小管」につく「タウ蛋白」の部位は、アミノ酸が繰り返し配列している、という特殊な構造をしています。

その繰り返し（リピート）が「3回のもの」と、「4回のもの」の2種類の「タウ蛋白」があります。

「タウオパチー」を示す病気のうち、「ピック病」は3回リピート「タウ蛋白」が凝集していますが、「アルツハイマー病」では3回リピートと4回リピートがまんべんなく凝集します。ちなみに、後で述べる「進行性核上性麻痺」や「皮質基底核変性症」も「タウオパチー」なのですが、この病気では4回リピートが溜まります。

「筋委縮性側索硬化症（ALS）」は、**全身の筋肉**が衰えていく病気です。

このような患者さんの悲惨な状態に、安楽死を助けたとして医師が逮捕されたことも大きなニュースになりました。

実は、「前頭側頭葉変性症」と「ALS」が関連ある病気であることが示されています。「C9orf72」という遺伝子が、これらの2つの病態に関与していることがわかってきました。この遺伝子には同じ遺伝子配列が繰り返されるところがあり、何らかの理由でその繰り返しが拡大していくと、病気になるというのです。このメカニズムが解明できれば治療法が見つかるはずです。

しかし現在のところでは、「前頭側頭葉変性症」の根本的な治療薬はありません。

患者さんに見られる「こだわり」や「常同行動」には、フルボキサミンに効果があるとの報告がありますが、精神療法や生活療法が中心となります。この病気は「指定難病」の申請ができます。

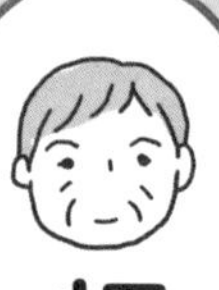

頻度の低い「認知症」

▼「進行性核上性麻痺」と「皮質基底核変性症」

認知症の専門外来をやっていますと、たまに見つかる「認知症」があります。たとえば、「進行性核上性麻痺」と「皮質基底核変性症」。どちらも「認知症」で、専門医でも見過ごしてしまうほど、その頻度はとても低いと言わざるを得ません。

それぞれの特徴を見ていきましょう。

●「進行性核上性麻痺」

「進行性核上性麻痺（ＰＳＰ）」の特徴は、後方に転倒することが多いことです。高齢者においては前方への転倒がより頻繁であるので、この点で気がつくことがあります。

また、「ＰＳＰ」では、上方を見るための筋肉の動きに支障が出るため、上方を見ることが困難になります。その他の運動障害も出現し、**歩行障害**が出現します。また、言語障害も出てきます。

もちろん、認知症になり、思考力や記憶力の低下も見られ、「精神緩慢（かんまん）」といって、思考の速度が極端に遅いという印象を受けます。

これらの状況は「パーキンソン病」と似ているので、「パーキンソン病」の代表的な薬である「レボドパ製剤」が処方され、効きが悪いことで「PSP」に気がつくことがあります。

縦切り（矢状断）MRIでは、「中脳被蓋（ひがい）」という部分が萎縮して、ハチドリのくちばしの形に見える「**ハチドリ徴候（ちょうこう）**」が特徴とされています。PSPは、タウ蛋白が主にグリア細胞に蓄積することが原因とされ、「タウオパチー」に含められています。

残念ながら、有効な治療法は現在ありませんが、「指定難病」の申請ができます。

●「皮質基底核変性症」

「大脳皮質基底核変性症（CBD）」も非常に稀な病気です。

しかし、症状が「前頭側頭型認知症」に似ているため、「ＣＢＤ」の診断が的確に行われているかが疑問とされ、この正確な発生率は正確にはわかりません。

「ＣＢＤ」は、片側性の運動障害（たとえば、片手の不自由さ、歩行の鈍さ、片側の筋肉の痙攣など）や、精密な動きの困難を含む運動障害が特徴です。

その他の症状として、**運動障害**（筋肉の硬直、振戦、調整の困難など）、**認知障害**（記憶障害、言語の問題、意思決定の問題など）、および**行動の変化**（無感情、感情不安定、社会的相互作用の問題など）があります。

行為が大雑把になる「肢節運動失行」や、櫛を使う動作などのパントマイムができなくなる「観念運動失行」も認められます。

「ＣＢＤ」は病変が左右非対称的であることが多く、ＭＲＩやＳＰＥＣＴ画像上でも、左右非対称性が認められることがあります。

残念ながら、「ＣＢＤ」にも治療法が存在しませんが、この病気も「指定難病」の申請ができます。

第4章

「認知症」への処方箋

マンガ

「まさか認知症だと思わなかった」

＊外科医だった52歳の男性

52歳
外科医
やる気が出ず夜よく眠れないという症状で来院しました
上司から毎日執拗に叱咤されて職場に行くのも憂うつで

ミスが多い私も悪いのですが…
ハァ…

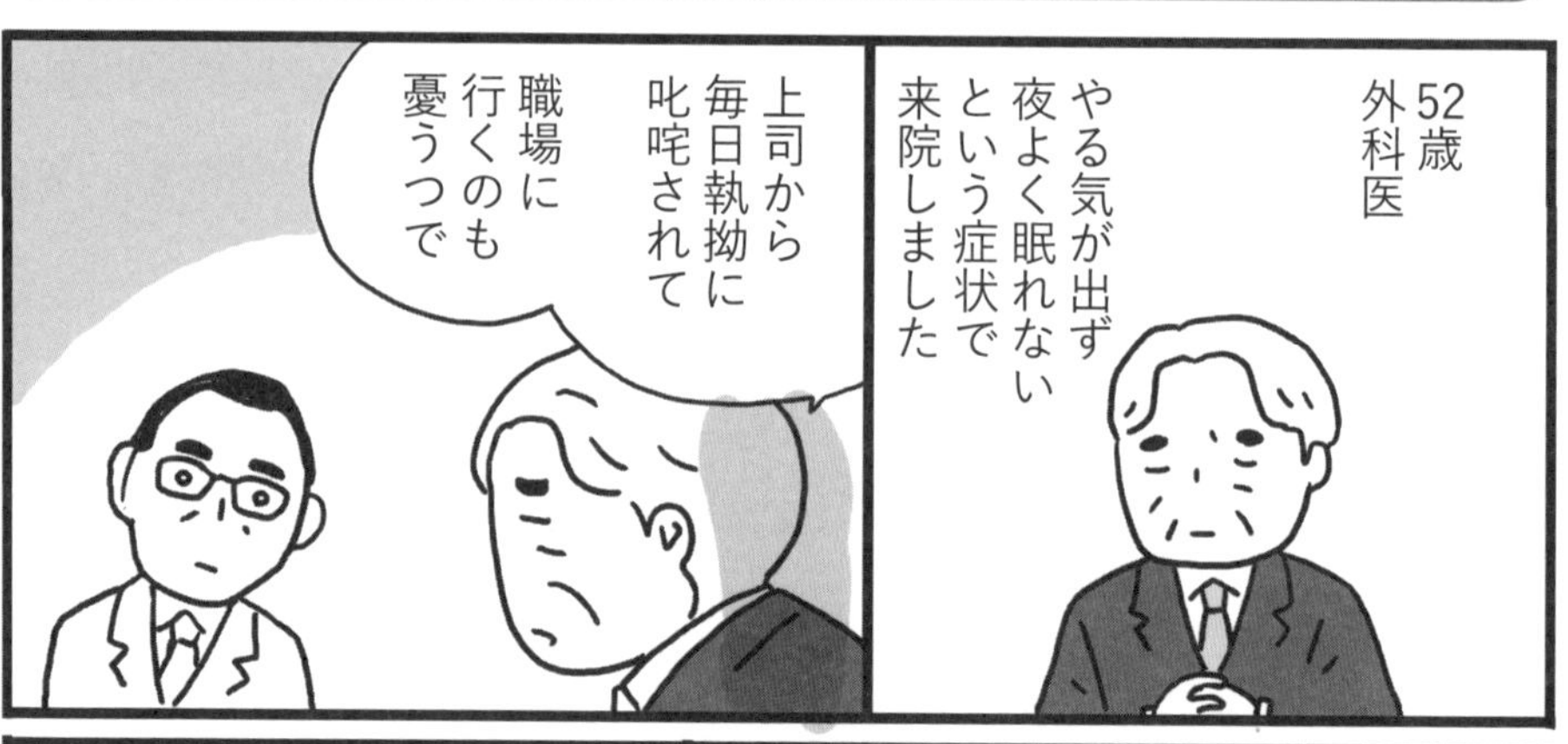

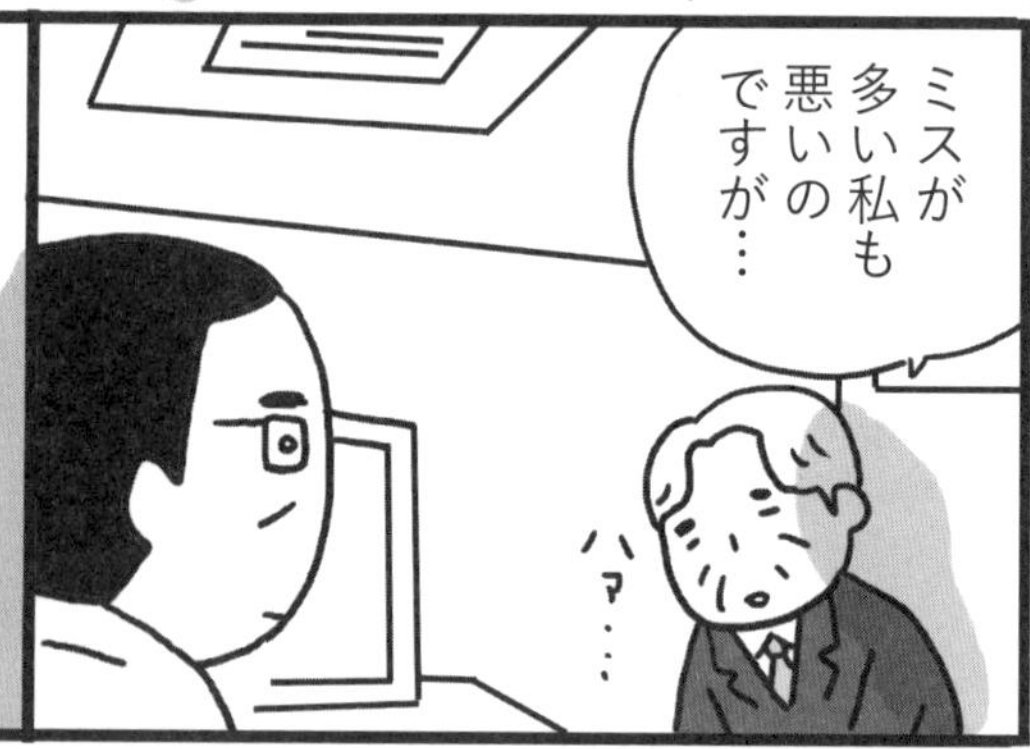

うつ状態になっているようで一時的な休職と抗うつ剤の処方を開始しました

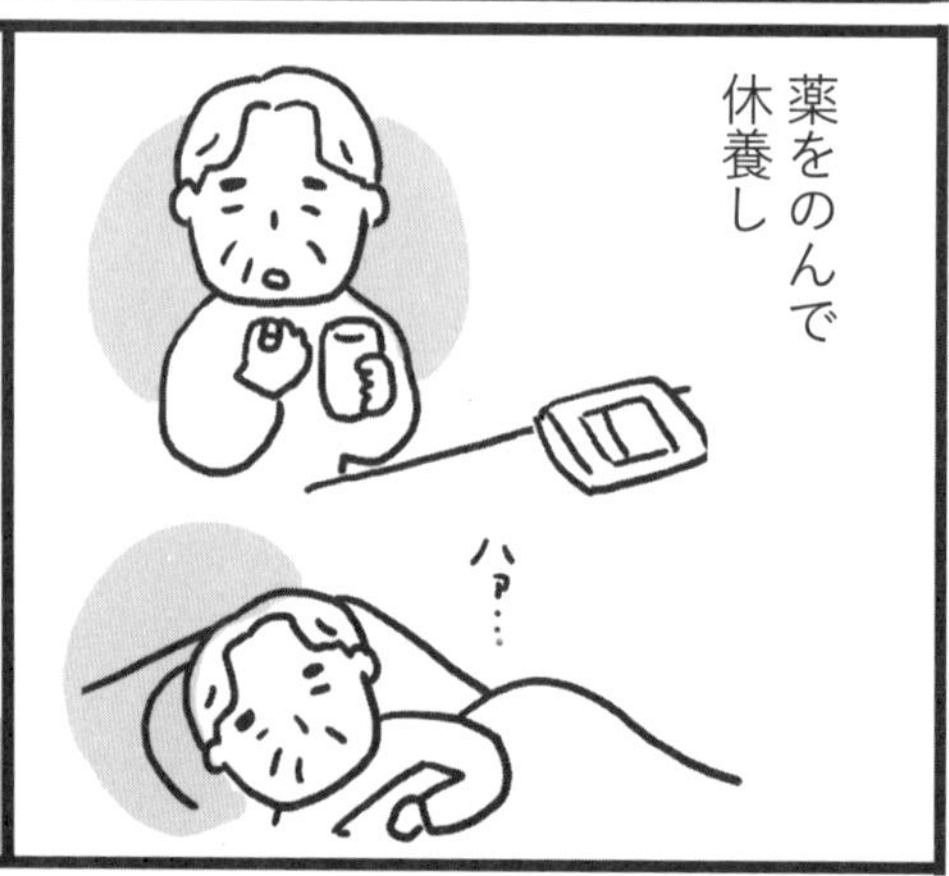

その後抑うつ症状は若干改善したため職場に復帰しました

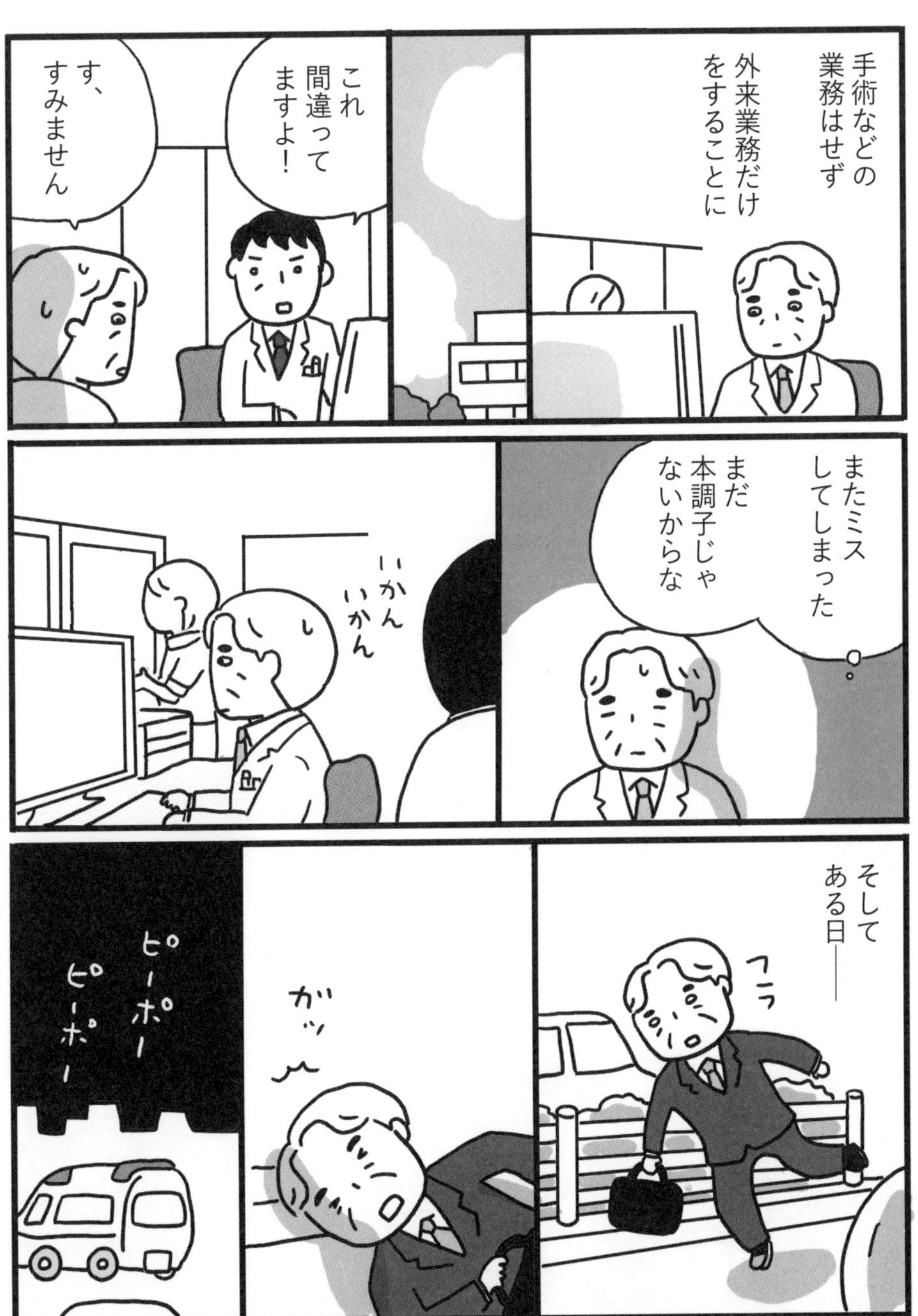
手術などの
業務はせず
外来業務だけ
をすることに
これ
間違って
ますよ！
す、
すみません
またミス
してしまった
まだ
本調子じゃ
ないからな
いかん
いかん
そして
ある日――
フラ
ガッ
ピーポー
ピーポー

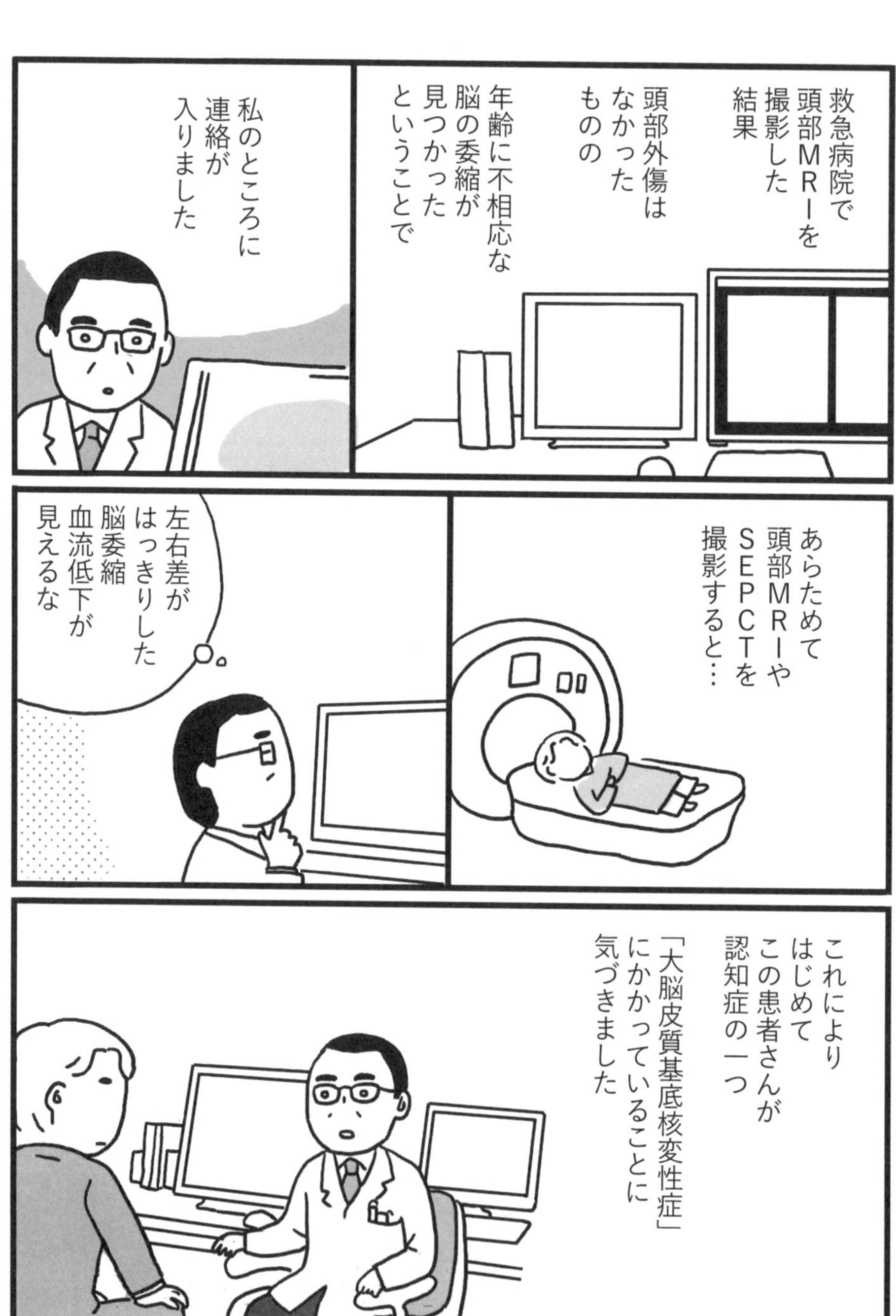
救急病院で
頭部MRIを
撮影した
結果
頭部外傷は
なかった
ものの
年齢に不相応な
脳の委縮が
見つかった
ということで
私のところに
連絡が
入りました
あらためて
頭部MRIや
SEPCTを
撮影すると…
左右差が
はっきりした
脳委縮
血流低下が
見えるな
これにより
はじめて
この患者さんが
認知症の一つ
「大脳皮質基底核変性症」
にかかっていることに
気づきました

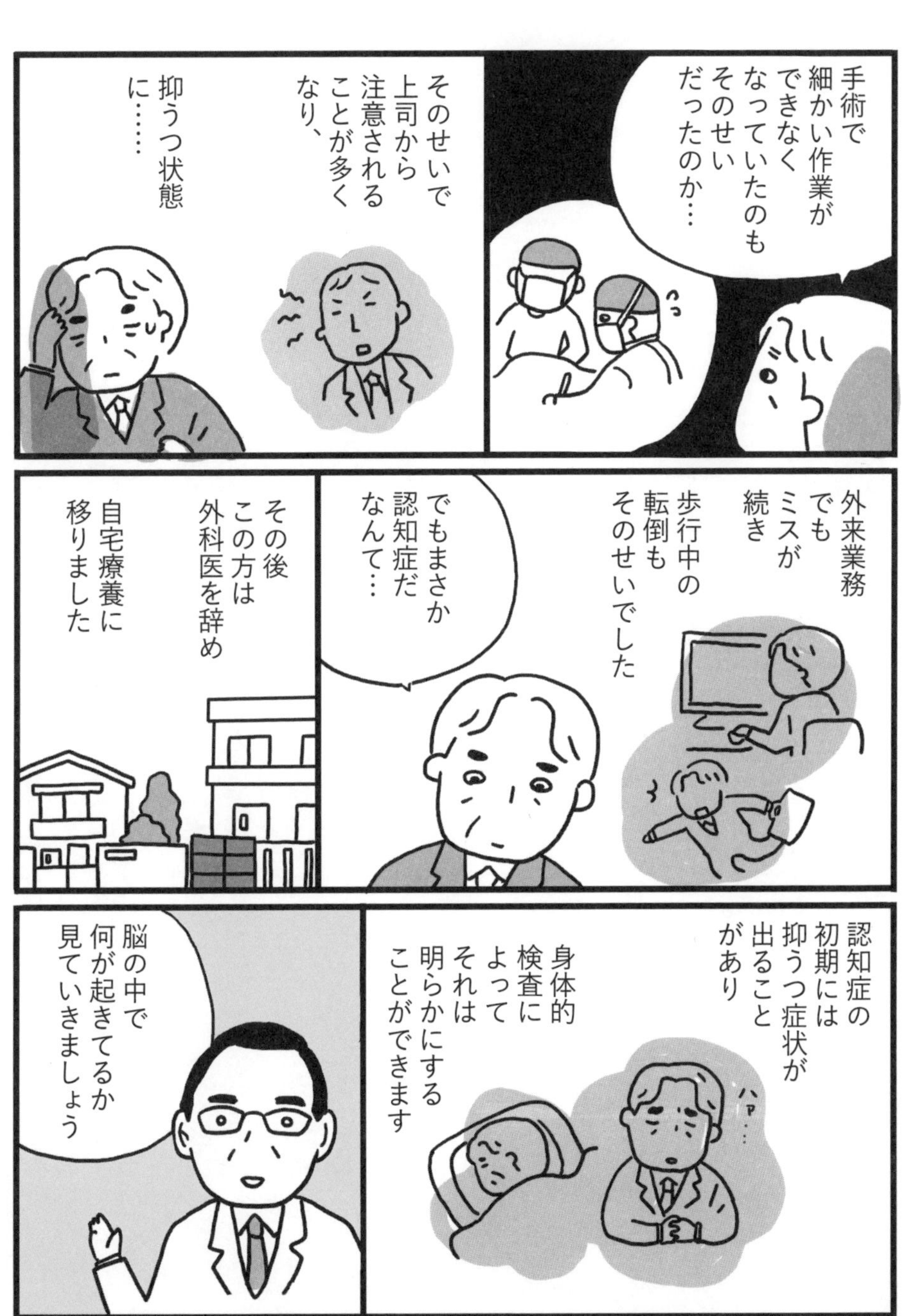

手術で
細かい作業が
できなく
なっていたのも
そのせい
だったのか…
そのせいで
上司から
注意される
ことが多く
なり、
抑うつ状態
に……
外来業務
でも
ミスが
続き
歩行中の
転倒も
そのせいでした
でもまさか
認知症だ
なんて…
その後
この方は
外科医を辞め
自宅療養に
移りました
認知症の
初期には
抑うつ症状が
出ること
があり
身体的
検査に
よって
それは
明らかにする
ことができます
ハァ…
脳の中で
何が起きてるか
見ていきましょう

17

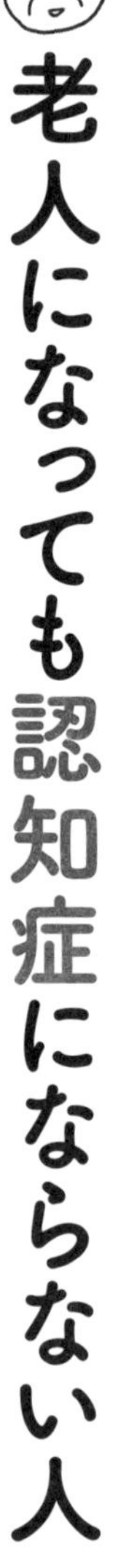

老人になっても認知症にならない人

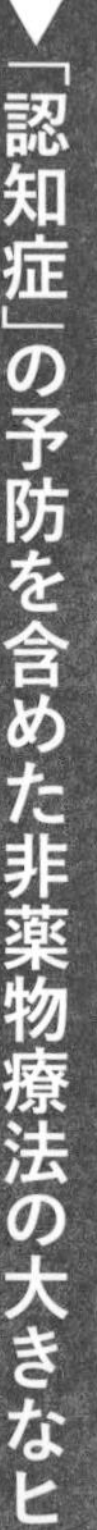

▼「認知症」の予防を含めた非薬物療法の大きなヒント

「認知症」というと「老人」をイメージしてしまうほど、その原因に脳の老化があることは、否定できません。

しかしながら、たとえば80歳を過ぎても「認知症」にならない人がいます。

どうすれば、そうなれるのか、というのは誰もが知りたいところでしょう。

けれども、その確たる理由はわかっていません。

人は誰でも**老化**していきますが、その進行は、人によって違います。

早く老化する人もいれば、そうでない人もいます。

「脳」においても、それは同じです。

もともと、そのように生まれついているということもありますが、生活習慣などによっ

■認知症の40%

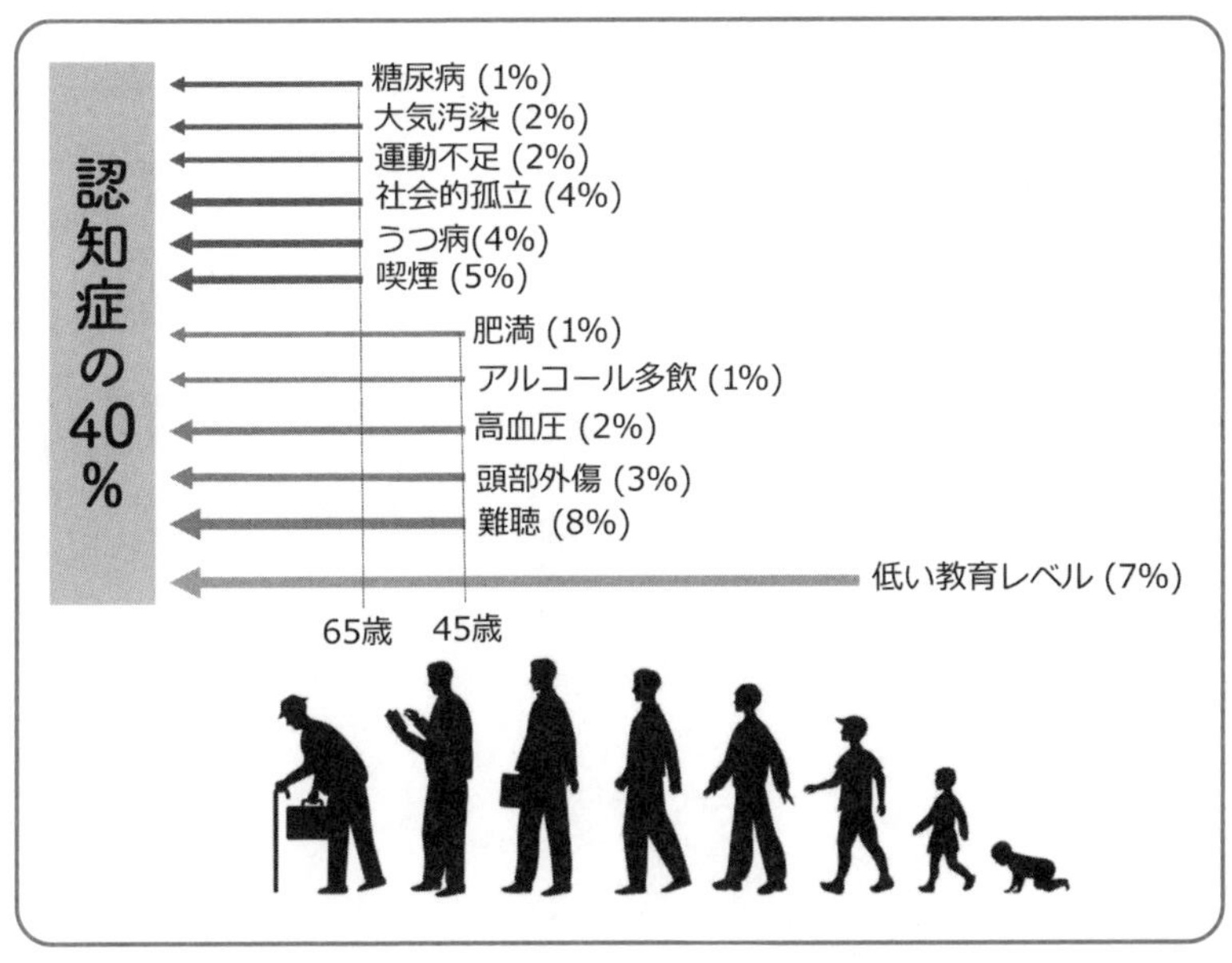

＊THE LANCENT COMMISSIONS 3961, P413–446, 2020を改変

て、老化を、ある程度、食い止めることはできるようです。

ところで、2018年、英国の医学雑誌「LANCET」とロックフェラー財団の共同委員会「ランセット委員会」は、「認知症の危険因子」として、「十二因子」を発表しました。

この発表の特徴は、年代別に危険因子を区別していることです。

すなわち、若年期としては低い教育レベル、中年期としては難聴、頭部外傷、高血圧、アルコール多飲、および肥満が、老年期には喫煙、うつ病、社会的孤立、運動不足、大気汚染、および糖尿病が**危険因子**とされています。

「危険因子」とは、それによって「認知症」のリスクが高くなるということです。

ランセット委員会は、この12のリスク要因を改善することにより、「認知症」は約40%、予防することができるとしました。

ランセット委員会　12のリスク要因

（1）教育

幼児期の教育レベルが高く、生涯にわたって高い学歴を持つことで、認知症のリスクが低下します。ここで「cognitive reserve（認知予備能）」という概念が提唱されています。すなわち、長期間知的な刺激を受けてきた人には認知予備能が備わり、認知症に伴う脳の変化が起きても、それを埋め合わせることができ、認知症の発症を遅らせることができるというのです。

実際に私の患者さんでも元弁護士という方がおられますが、脳の画像検査では委縮などが明らかに見られるのですが、前述した認知機能検査MMSEなどは満点を取られ、日常性生活に大きな支障がないご様子です。認知予備能が高い患者さんの例です。自分は学歴がないとあきらめなくてもよいです。

旅行、外出、音楽、美術、身体活動、読書など、知的な刺激を与え続けることは、教育、職業、晩年の活動、現在の脳の構造的健康とは無関係に、認知の維持と関連しているとの研究があります。つまりは、とにかく知的活動を続けることが大切です。

(2) 難聴

中年期からの危険因子として、もっとも大きいのが難聴です。

耳からの情報が減ると、それだけ知的刺激が低下するということになるのでしょう。年とともに聴力の低下はあるのですが、放っておくと認知症を招くというのです。補聴器の使用は危険性を少なくするといわれています。

（3）頭部外傷

中年期から注意しなければならないのは、脳しんとうを含む頭のケガです。

一般人で頭をケガするとしたら、やはり交通事故でしょう。

当たり前のことですが、交通ルールを守って、交通事故にあわないこと、自転車に乗るときはヘルメットをするなどを心がけたいものです。

一部のスポーツでも、頭部外傷の関連で認知症のリスクをいわれるものがあります。

ボクシングとかアメリカンフットボールなどの、コンタクトスポーツがそれです。

たとえば「ボクサー脳症」という病態があり、認知症との関連が指摘されています。

このようなスポーツに関係する方は、普通の方より脳の検査を頻回に受けられたほうがよいかもしれません。

（4）高血圧

中年期以降に収縮期血圧が140㎜Hg以上が持続する高血圧は、認知症のリスクを高めます。幸いなことに、高血圧の治療をして最適血圧（収縮期120㎜Hg以下、拡張期80㎜Hg以下）にすれば、このリスクは減ることが示されています。高血圧は治しておきましょう。

（5）アルコール

昔から大量飲酒と認知症は関連が指摘されてきました。

アルコールは、どれぐらいまで許されるのでしょうか？

週のアルコール飲酒として、14単位というのが境界線のようです。ということは、日に2単位以下ということになります。日にビールなら中瓶2本まで、日本酒なら2合まで、ワインならハーフボトルまでということになります。酒好きの私にとっては、ちょっと厳しめですが、認知症にならないためには仕方ありません。

（6）肥満

中年期からの認知症予防では、体重管理が重要なようです。

肥満度を示す指標としてよく用いられるのが、「BMI（Body Mass Index）」です。

公式は、BMI＝体重（kg）÷身長（m）÷身長（m）です。

たとえば、身長160cm、体重60kgの人は、60（kg）÷1・6（m）÷1・6（m）＝23・4となります。BMI25以上を肥満としますが、認知症にならないためにはBMI30が一つの境界のようです。

（7）喫煙

老年期からのリスクで、いちばん大きいのは喫煙です。

いままで禁煙できず、いまさら禁煙しても仕方がないとお考えかもしれませんが、60歳以上でも4年以上禁煙すると、認知症のリスクが有意に下がったという研究もありますので、遅くはないのです。

（8）うつ病

老年期のうつ病は認知症のリスクを高めます。前述したように老年期うつ病が認知症のように見える「仮性認知症」であったり、そもそもうつ症状が認知症の始まりの症状だったりすることもあり、認知症と老年期うつ病は切っても切れない関係です。

したがって、「うつ」を感じたら、速やかに精神科の先生に診てもらってください。

老年期ではストレスをため込まず、人と相談するように心がけ、うつ病にならないことが重要です。

（9）社会的接触

老年期における社会的孤立は、認知症のリスクとなります。

老年期になると、不幸にも連れ合いを亡くすことも起きてきます。

生涯独身の方および連れ合いを亡くした方は、夫婦とも健在な方に比べて認知症のリスクは高くなります。

「結婚している」

「家族同士で助け合っている」

「友人とつき合っている」

「地域のコミュニティーグループに参加している」

「何か仕事をしている」

これらの要素をポイント化すると、このポイントが高い人ほど認知症のリスクは下がることが示されています。裏返せば、これらの状況になれば認知症の予防につながるということになります。

(10) 運動

老年期の運動は認知症のリスクを下げます。ウオーキング、ジョギング、あるいは水泳のような有酸素運動と呼ばれるものがよいようです。

運動の強さとしては自覚的に「きつい」と感じない程度、すなわち心拍数が1分間に100〜120以内に収め、時間は45〜60分で週に3回ほどがよいようです。

ただし心臓などに問題のある人は、必ず主治医の先生の意見を聞くことが大事です。

(11) 大気汚染

二酸化窒素濃度やPM2・5濃度と認知症の発症が関係するとされています。

これはある意味どうしようもないことですが、日本に住んでいる限りあまり関係ないのかもしれません。

(12) 糖尿病

糖尿病とアルツハイマー病は極めて関係が深いです。

アルツハイマー病を「脳の糖尿病」という医師までいます。

後天的に起きる「II型糖尿病」はインスリンという血糖値を下げる物質が効かなくなって(インスリン抵抗性)、結果的に血糖値が上昇してしまいます。

アルツハイマー病のアミロイド蛋白を分解する酵素の一つが、インスリンも分解する酵素であることは前述しました。アルツハイマー病の脳では、糖尿病と同じインスリン抵抗性が起き、インスリン分解酵素がおかしくなって、「アミロイド蛋白」の分解ができなくなって溜まっていくというのです。

したがって、糖尿病にならないようにすること、あるいは糖尿病をきっちり治すことが認知症予防には重要なのです。

18

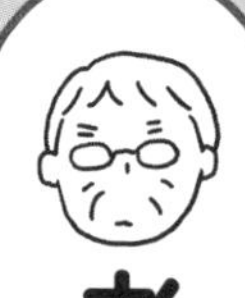

老化する脳を、どう食い止めるか

▼「認知症の予防」に効果があること

前でご紹介したランセット委員会の報告を受けて、それを検証した結果が、2022年に発表されました。

ニュージーランド・オタゴ大学のCharlotte Mentzel氏らによるものですが、それによって、次のことがわかりました。

■高血圧、聴覚障害、過去または現在のうつ病は、認知症リスクを高めることが示唆された

■認知症リスク増加との関連は、年齢では85歳まで、性別では女性、BMIでは高B

MIによる初期の影響が認められた
■修正可能な因子である運動、糖尿病、視覚障害、喫煙については、ランセット委員会の「認知症リスクモデル」との関連が認められなかった
■分析したデータセットの制限が、本調査結果に影響を及ぼした可能性が考えられるが、認知症リスクを増加させる修正可能なリスク因子が確認された

つまり、「高血圧」「聴覚障害」「うつ病」は、認知症を引き起こす可能性が高いということです。「糖尿病」「視覚障害」「喫煙」については、それだけでは「認知症」になるリスクは低かったということです。

こうした情報を得て、ご自身の生活を見直していくことは、「認知症」の予防だけでなく、健康維持のためには大切だと思います。

とはいっても、生活習慣を変えていくのは、そう簡単ではないと思いますが、この中で、「聴覚障害」については、ランセット委員会でも推奨していることですが、それを補うた

めに、**補聴器**をつけるのは悪くありません。

人が話をしていても、よく聞きとれないと、まったく違うことを答えてしまうことがあります。それを気にして、人と話をしなくなるという方もいます。

そういう方が、実際に補聴器をつけるようになって、以前のように人と話ができるようになったり、テレビや音楽を楽しめるようになったりということは少なくありません。

「認知症」だと思ったら、ただの難聴だったというのは、実はよくあることです。

「補聴器なんかつけたら、それこそ老人のようじゃないか」という人がいるかもしれませんが、見た目より、機能に目を向けましょう。

機能に不具合が出ているのであれば、それを補う必要があります。

聞こえないのに、聞こえるふりをするのは、かえって老化を進めてしまいます。

ちゃんと聞こえるように、手立てを考えることが先決です。

「補聴器」は、その手立ての一例ですが、まずは、できることからしていくことがよいと思います。

19

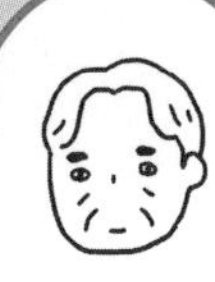

「生活習慣」を改善する

▼認知症予防に効く「食事療法」「運動」など

フィンランドで行われたFINGER研究では、「生活習慣の改善が、認知症の予防に効果的である」ということを発表しています。

「生活習慣の改善」には、次のテーマをあげて、それぞれにおいて、どのような改善策が実施されたかということを報告しました。

(1) 食事療法

(2) 運動

(3) 脳のトレーニング

（4）その他のリスク管理

それぞれについての報告（改善策）は次の通りです。

◆　◆　◆

（1）食事療法

たんぱく質や脂肪分を制限し、野菜と魚を中心とした食事になります。これらはフィンランドの栄養に関する奨励事項に基づいているため、そのまま日本人に当てはまるかは注意が必要です。

①　たんぱく質から1日のエネルギーの10～20％を摂取

②　脂肪から1日のエネルギーの25～35％を摂取（飽和脂肪酸やトランス脂肪酸から10％未満、一価不飽和脂肪酸から10～20％、多価不飽和脂肪酸から5～10％（2・5～3g／日のn－3脂肪酸を含む））

③　炭水化物から45～55％（精製糖10％未満）を摂取

④　25～30ｇ／日の食物繊維を摂取
⑤　塩分は5ｇ／日未満にする
⑥　アルコールからはエネルギーの5％未満にする

これらの目標達成には、

・すべての穀物製品に果物や野菜、全粒穀物を大量に加えて摂取する
・牛乳や肉製品は低脂肪の製品を選ぶ
・砂糖は50ｇ／日未満にする
・バターの代わりに植物性マーガリンや菜種油を使う
・魚を週に少なくとも2回は摂取する
・脂肪分の多い魚を摂取しない参加者には魚油のサプリメントが推奨され、ビタミンDの補給（10～20μg（マイクログラム）／日）が推奨される
・病歴や投薬に関連する個々のニーズに応じて、追加の食事対策を講じる
・減量が必要な場合にのみ体重減少の5～10％を促進するエネルギー摂取が推奨される

■参考になる認知症と食事の関係の調査

・魚摂取量の多い人は、アルツハイマー病の発症のリスクが低い〔ロッテルダム住民疫学調査〕

・偏食があり、魚と緑黄色野菜の接種が少ない人には、アルツハイマー病が多い〔日本人栄養調査〕

・魚を週2回食べると、脳梗塞の発症リスクが半減する〔米国看護師健康調査〕

・「地中海式食事に忠実な人は、アルツハイマー病の発症リスク、死亡リスクが低かった〔ニューヨーク市民疫学調査〕

【地中海式食事】
①野菜と果物の摂取量が多い
②パスタやパン、特に全粒粉を使ったものを多く食べる
③ナッツ類、ベリー類、豆類、イモ類の摂取類が多い
④オリーブオイルを油脂として使う
⑤魚介、鶏肉、乳製品が主な蛋白源で、牛肉の摂取は少ない
⑥ヨーグルトやナチュラルチーズといった発酵させた乳製品が多い
⑦少量から中等量のワインを食事と一緒に飲む

・「地中海式食事に忠実な人では、認知機能の低下が緩やかだった〔ボルドー市民疫学調査〕

(2) 運動

FINGER研究の運動内容は、各対象者の体力や体調に合わせて用意され、理学療法士の指導のもと、ジムにて行われました。

① 筋肉トレーニングは週1~2回(半年)、それから週2~3回(1年半)行った。内容は膝の伸展と屈曲、腹部と背中の筋肉、回転、背中の上部と腕の筋肉、下肢の筋肉のプレスベンチなどであった

② ウオーキングなど有酸素運動は、週2~4回(半年)、それから週3~5回行った

(3) 脳のトレーニング

脳のトレーニングは、グループセッションと個人セッションに分けて実施されました。

① グループでの取り組み

年齢による記憶や認知機能の変化と、それを踏まえた日常生活での対応の仕方などを学ぶ。さらに、パソコンを使って学習進度の測定を行った

② 個人での取り組み

ワーキングメモリーやエピソード記憶、実行機能などの認知機能を鍛えることを目的につくられたプログラムを、各自が家でパソコンを使って、1回に10〜15分、週に3回行った

(4) その他リスク管理

メタボ健診や血管リスク管理として、血圧や体重、ＢＭＩなどの身体測定も定期的に行われました。

どんなに素晴らしい研究成果でも、それは一例にすぎません。何度も繰り返してお話ししているように、効果が見える方もいれば、見られないという方もいます。

どんな情報も、ただ鵜呑みにするのではなく、自分に合うかどうかを試してみるというくらいの感覚で受けとめてください。

20

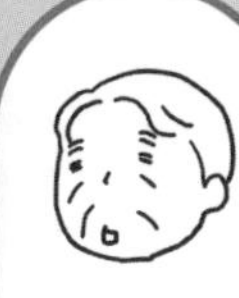

「睡眠環境」を見直す

▼ちゃんと眠ることによって認知症を予防する

睡眠に何らかの問題のある人は、問題のない人に比べて、「アミロイド蛋白が5～6倍蓄積している」と、「JAMA Neurology」という有名な国際誌に報告があります。

「アミロイド蛋白」は脳内に普通でも産生されるのですが、実は睡眠中に脳の外に放出されているのです。したがって、ちゃんと睡眠をとっておれば、脳内に「アミロイド蛋白」が溜まらなくて済むわけです。

軽症のアルツハイマー病を調査したところ、その6割に「何らかの睡眠障害がある」とのイタリアの研究もあります。

睡眠障害には、いろいろな種類があります。

「睡眠時無呼吸症候群」や「ストレスレッグス症候群」など、比較的原因がはっきりしたものから、いわゆる原因があまりはっきりしない「精神生理性不眠症」まであります。

「睡眠時無呼吸症候群」は、意外と、それにかかっている人が多いようです。

この病気は**肥満の人**に多いとされていますが、日本人は下顎が相対的に小さく、口腔内の空間が狭いことから、肥満でなくてもかかりやすいのではないかといわれています。

昼間にいつも眠気が強かったり、鼾が激しい人は要注意です。

比較的簡単な検査でわかりますので、ぜひ専門家に受診すべきです。「ＣＰＡＰ」という装置を装着することで改善します。

不眠に対して、睡眠薬を使うかどうかは議論があります。

多くの睡眠薬は「ベンゾジアゼピン系」という仲間で、これらの薬を飲んだことがある人は、認知症のリスクが高いというデータはあります。

したがって、不眠だからといって「ベンゾジアゼピン系」の睡眠薬の服用は避けたほうがよいという考え方になります。

しかし、「ベンゾジアゼピン系」の薬を飲んだことがあるという集団には、結構うつ病の患者さんなどが含まれていると思います。

前述したように、うつ病は認知症のリスクの一つであり、こうなると「ベンゾジアゼピン系」の薬が原因なのか結果なのか、わからなくなってきます。

最近は「ベンゾジアゼピン系」以外の睡眠薬が開発されていますので、不眠が続いたら迷わず、精神科などの専門の先生に相談するのがよいと思います。

薬に頼らなくても、不眠の解消法はあります。

まず、ご自分の**睡眠環境**を見直してください。

良眠のための大原則は、「ベッド上では寝ること以外しない」ということです。

不眠の患者さんがやりがちなことは、眠れないのに何時間もベッド上で頑張ることです。

これはまったく逆効果です。

これを続けると、ベッド上が「眠られない環境」と条件づけされてしまい、究極ベッドに行くことが恐怖にすら変わってしまいます。

したがって、15分ほど（大体でよいです。時計で測るのはダメです）眠られなかったら、いったんベッドを離れて横にはならず、座って**リラックス**してください。

ここで大事なことは、後でも述べますが、スマホやパソコンを見るのは厳禁です。

そして、少し眠気を感じたらベッドに戻ってください。

また、15分眠られなかったらベッドを離れる――このルーティンを繰り返します。

不眠の患者さんがもう一つやりがちなことは、昨日眠られなかったから今日こそは眠らないといけないと、眠りもできないような早い時間からベッドに行こうとすることです。

これも、ベッド上を「眠られない環境」に変えていきますので、やめてください。

人間は、体温が下がると眠くなります。

映画かなんかで、雪山に遭難して体温が奪われ眠っていきそうになるシーンを見られたことがあると思います。これがまさしくそうなのです。

したがって、ベッドに入って「ちょっと寒いかな」ぐらいに室温を調節してください。

入床（にゅうしょう）直前に熱いお風呂に入ったり、運動したりするのは避けてください。

また、音や光はできるだけ遮断してください。

環境的に無理な場合は、耳栓やアイマスクも有効です。

「ずっと音楽を流して寝るのが習慣」とおっしゃる方もおられるかもしれませんが、基本は無音状態が望ましいです。

最近は寝る直前までスマホやパソコンを見る方も多いと思いますが、これらのブルーライトは、睡眠ホルモンのメラトニン分泌を低下させるため眠りにくくなってしまいます。寝酒は決してすすめられません。アルコールにより脱水作用があるので、夜中に喉が渇いて覚醒してしまい、**質のよい睡眠**はとれません。

不眠を解消するために、ご自分の「睡眠記録」をつけてみてください。

「睡眠記録」を利用した「睡眠制限法」

「睡眠記録」を利用した「睡眠制限法」についてご紹介します。136頁の「睡眠記録表」を活用してください。

睡眠が不足しているのに、「制限」なんてとんでもないと思われるでしょう。

しかし、そこがポイントになるのです。

とにかく、寝られないのにベッド上で頑張ることが一番いけないのです。

まずは「睡眠記録」をつけてみましょう。

① ベッドに入った時刻

② 実際に入眠した時刻（普通、正確にはわかりません、大体でかまいません）
③ 実際に覚醒した時刻（これも大体でかまいません）
④ ベッドを離れた時刻

右の記録を1週間つけてみてください。

1週間後、
⑤「ベッドに入った平均時刻」と「ベッドを離れた平均時刻」から、「ベッドにいた平均時間」を計算してください
⑥ ③と④から、平均の実際の睡眠時間を計算してください

⑤から⑥を引くことで、眠られずにベッド上にいた平均時間が産出されます。
ここまで来たら、「寝るために使ってよい時間」を設定できます。
「寝るために使ってよい時間」を設定するには、次のことをします。

⑦「平均睡眠時間（⑥）」に、「眠られずにベッド上にいた時間（⑤）の半分」を足したものとします（⑥＋⑤×1／2）

これで今夜のベッドに行く時間が決まります。

それは「ベッドを離れた平均時刻」から「寝るために使ってよい時間」を逆算した時刻になります。

これを、また1週間続けます。

1週間後に同じ見直しをしますが、睡眠が改善してきたら、「寝るために使ってよい時間」を15〜30分延長してみてください。

不眠かどうかは、自覚の問題が大きいですが、医学的には昼間に眠気があまりないのであれば、不眠と考えなくてよいと思います。

■睡眠記録表

	年	月	日	曜日	ベッドに入った時刻	ベッドを離れた時刻	ベッドにいた時間（時間）	実際に入眠した時刻	実際に覚醒した時刻	実際の睡眠時間（時間）
例	2024	4	6	（土）	22:00	22:15	0.25			
例	2024	4	6	（土）	22:30	23:00	0.5			
例	2024	4	6	（土）	0:00	7:00	7.0	0:10	6:30	6.2
				1日目			7.75			6.2
1										
				1日目						
2										
				2日目						
3										
				3日目						
4										
				4日目						
5										
				5日目						
6										
				6日目						
7										
				7日目						
				1週間の平均						

＊書き込む時刻、時間はおおよそでかまいません

＊眠れないときはベッドを離れて、眠くなるのを待ちましょう

21

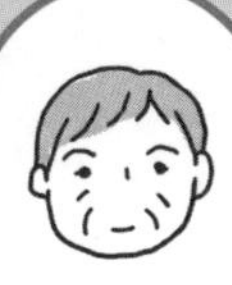

「認知症」の治療薬について

▼いま現在の治療の限界

現在までの治療薬は「症状改善薬」といわれ、前で説明したアルツハイマー病の「アミロイドカスケード仮説」のどこにも効果がなく、進行を止めることはできません。

「ドネペジル」「リバスチグミン」「ガランタミン」は、「コリンエステラーゼ阻害薬」というもので、「アセチルコリン」という神経伝達物質を分解する酵素である「コリンエステラーゼ」を阻害することで、結果的に「アセチルコリン」を増やすことになります。

「アセチルコリン」は、注意、記憶、学習、睡眠、覚醒などの神経機能に関連していると考えられていて、アルツハイマー病では脳の活性が低下しているとされていましたので、これらの薬の開発となったわけです。

「メマンチン」は、グルタミン酸の受容体の一つである「NMDA受容体」の阻害薬です。

「グルタミン酸」も神経伝達物質で記憶の保持などに重要ですが、グルタミン酸が放出され続けると神経障害を起こすことが知られています。

アルツハイマー病の神経障害過程でも、同様な仕組みが考えられましたので、この受容体を阻害して、影響を少なくしようとする試みでした。

これら症状改善薬の効果をまったく否定する気は私はありませんが、「認知症の進行を遅らせる薬がある」といっていたのは、ちょっと言い過ぎのように思えます。

欧米では、症状改善薬の効果に懐疑的な風潮が広まっており、フランスでは、保険診療の対象から外されました。すなわち、フランスでは普通に病院に行っても、これらの薬は出されないということになります。

●アミロイドワクチンの開発

「アミロイドカスケード仮説」に基づくアルツハイマー病に対する疾患修飾薬のターゲッ

トは、「アミロイド蛋白」となります。

1999年、米国のデルシェンクという研究者が、とてもセンセーショナルな論文を発表しました。それは、凝集性の高い「アミロイド蛋白」の一つ「Aβ42」をアルツハイマー病モデルマウスに注射で投与した研究の報告です。

このモデルマウスはアルツハイマー病の患者さんと同様に、脳実質にアミロイドの沈着が見られるのですが、「Aβ42」を注射しておくと、この**沈着が消える**ことがわかりました。すなわち「Aβ42」によるワクチン療法が可能であることが示されました。

機序（きじょ）としては、「**Aβ42**」を投与すると、これに対する抗体をマウスがつくります。この抗体は脳に沈着するアミロイドに反応して、「マイクログリア」という細胞に消化されるのです。この知見を踏まえて、欧米では実際に患者さんにワクチンとして「Aβ42」を投与する臨床治験が開始されました。

しかしながら、厄介な副作用が生じることがわかりました。

投与された患者さんの6％に急性髄膜脳炎が起きてしまい、不幸にも亡くなる患者さんも出て、この臨床治験は中止となりました。

この脳炎は投与された「Aβ42」に反応した「T細胞」によって引き起こされる自己免疫性のものであることがわかりました。

そこで、「Aβ42」に対する抗体をあらかじめ工場でつくって、「それを患者さんに投与すればよいのでは」と考えられるようになりました。

実際、抗体を直接投与する方法では脳炎は起きないことが明らかになり、現在ではこの方法が「アミロイドワクチン」の主流となっています。

世界中の製薬会社などがこぞって「アミロイドワクチン」の開発に乗り出しましたが、芳(かんば)しい臨床治験結果を得られない苦戦が続きました。「アミロイド蛋白」に対する抗体を投与すると、たしかに脳内のアミロイド蛋白は減少するのですが、肝心の認知機能の低下を止めることができない結果ばかりが出ていました。

前述したように、「アミロイド蛋白」の脳内沈着は、認知症発症のはるか20年ほど前から発生しており、認知症が明らかになる頃にはアミロイド蛋白は、ほぼ溜まりきっているのではないかといわれるようになってきました。したがって、認知症になった段階で「アミロイドワクチン」を投与しても手遅れということになるのです。そこで、より早期のアルツハイマー病患者さんへワクチンを投与する研究が始まりました。

そんな中、エーザイとバイオジェンが開発した「**アジュカムマブ**」というワクチンが脳内の「アミロイド蛋白」を減らすだけではなく、認知機能低下を抑制することが示されました。

そこで、米国の食品医薬品局（ＦＤＡ）に製造販売申請が出されました。ＦＤＡは厳しく審査したのですが、社会的ニーズもあり、２０２１年に「迅速承認」という形で、一応の許可が出されました。

しかし、日本とヨーロッパでは「アジュカムマブ」は承認されませんでした。

２０２３年初頭に、同じくエーザイとバイオジェンが開発した「**レカネマブ**」がＦＤＡに承認されました。そして、ついに我が国でも２０２３年12月に発売が開始されました。

マンガ

レカネマブの投与の流れ

＊「うちの母にも効きますか」

この前ネットで新しい薬が出てるって話を見たんですけど
レカネマブのことでしょうか？
うちの母にも効きますか？効くなら使ってもらえたらと思って
レカネマブを投与できるかどうかは条件があります
日本神経学会
日本老医学学会
日本精神神経学会
日本脳神経外科学会
などに属する専門医が対応します
条件…
はいどうぞってわけにはいかないんですね

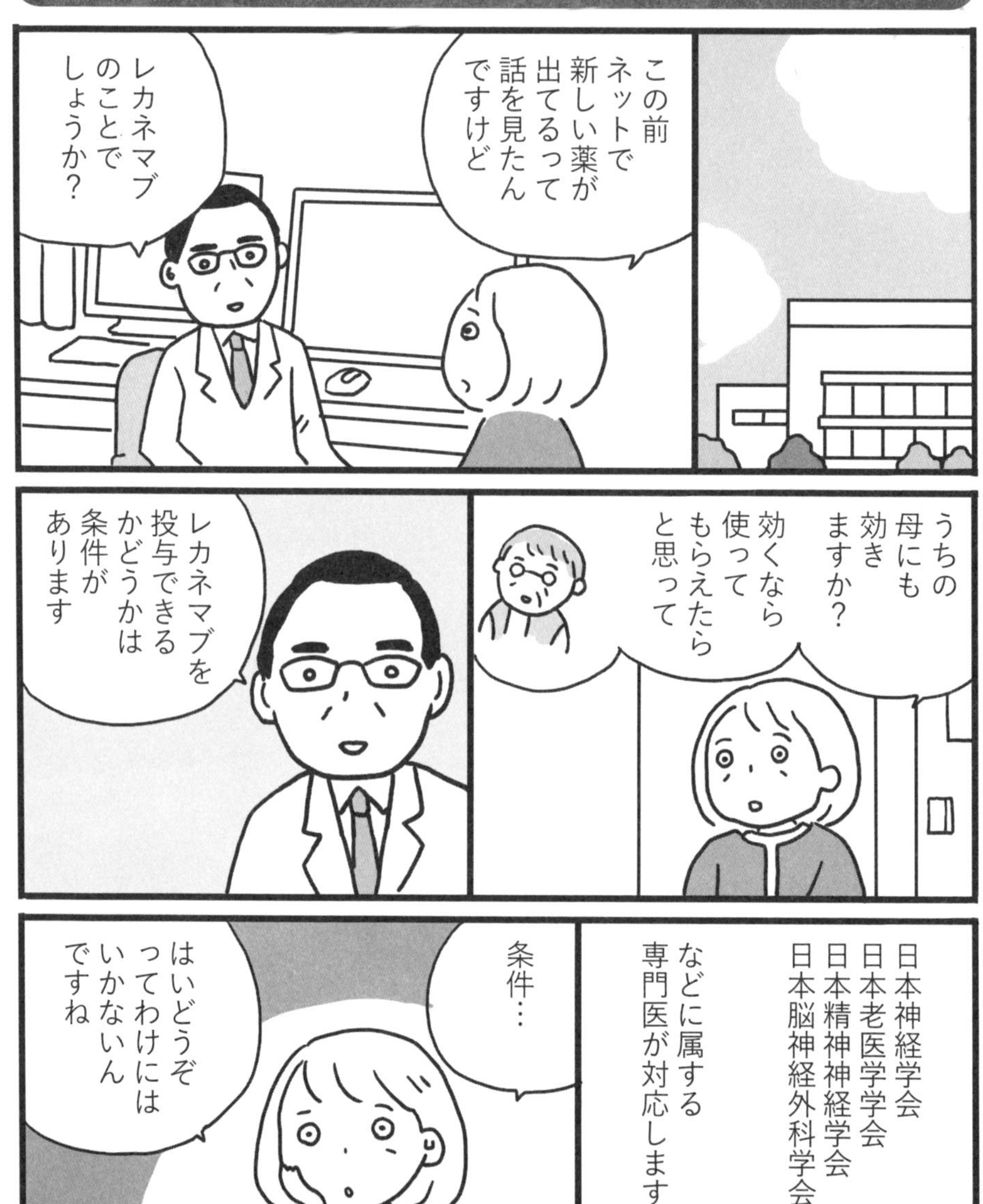

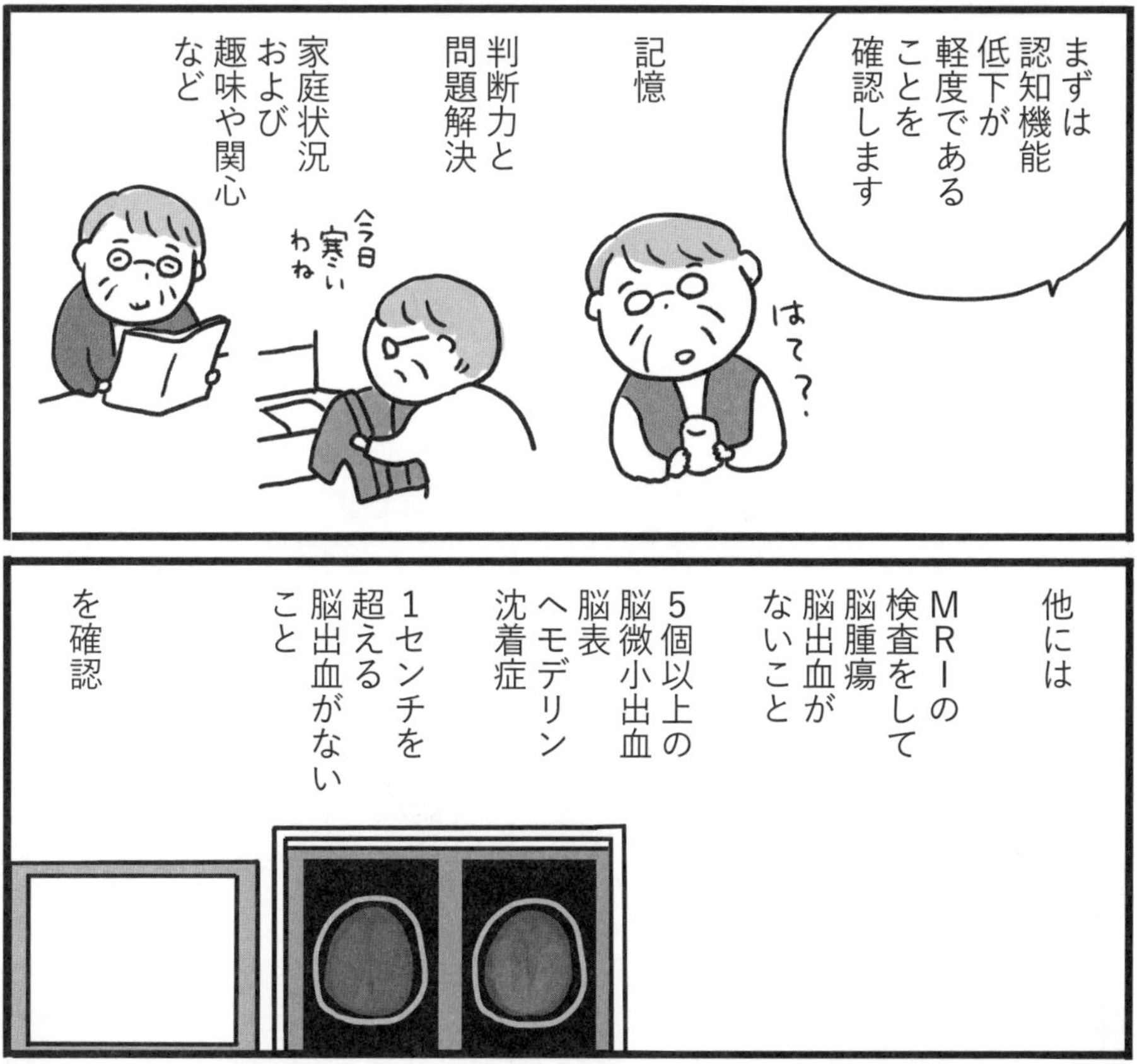

まずは認知機能低下が軽度であることを確認します

記憶

判断力と問題解決

家庭状況および趣味や関心など

はて？

今日寒いわね

他には

MRIの検査をして脳腫瘍脳出血がないこと

5個以上の脳微小出血脳表ヘモデリン沈着症

1センチを超える脳出血がないこと

を確認

アミロイドPETで脳内のアミロイドを確認
APOEの検査

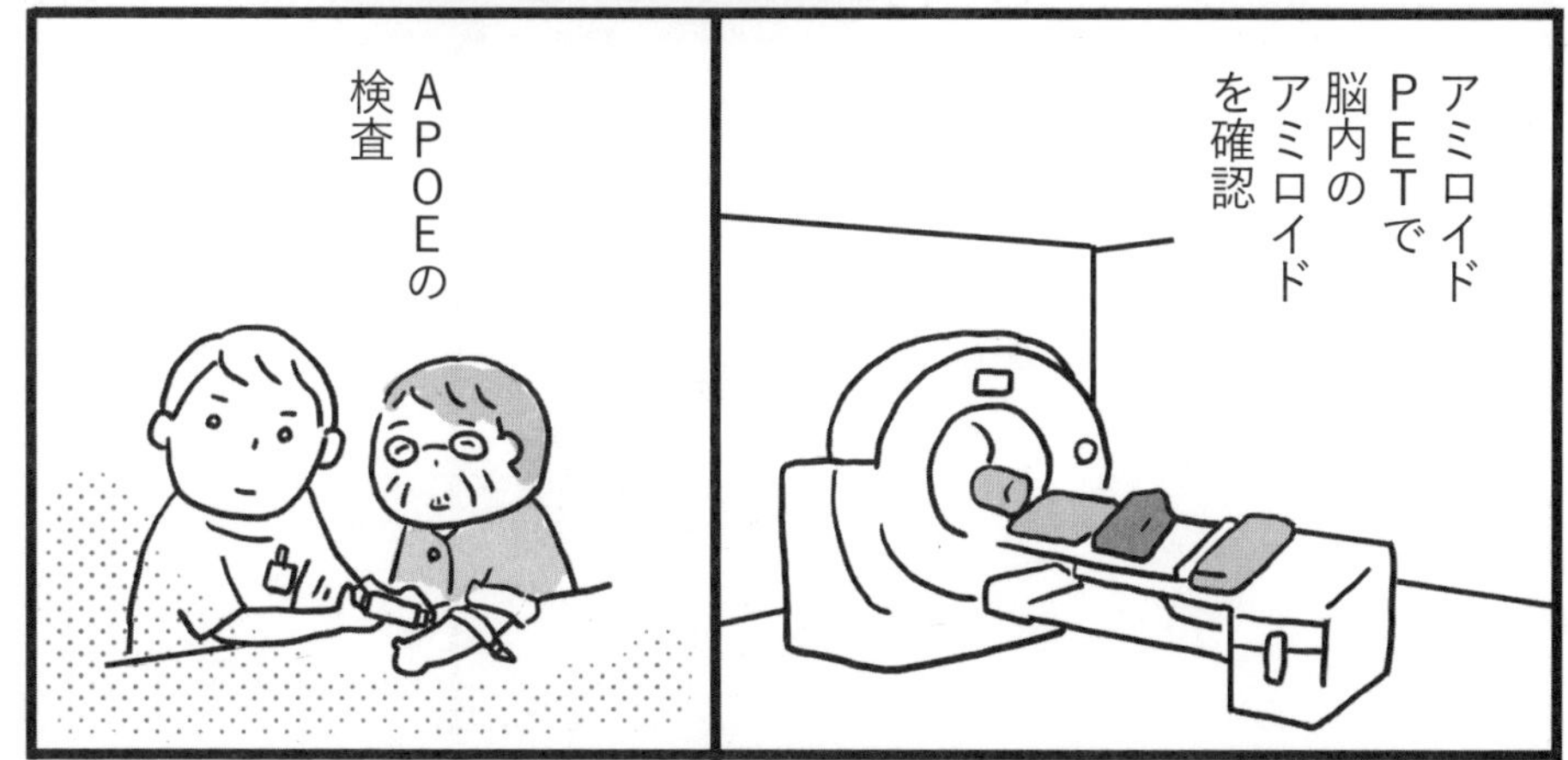

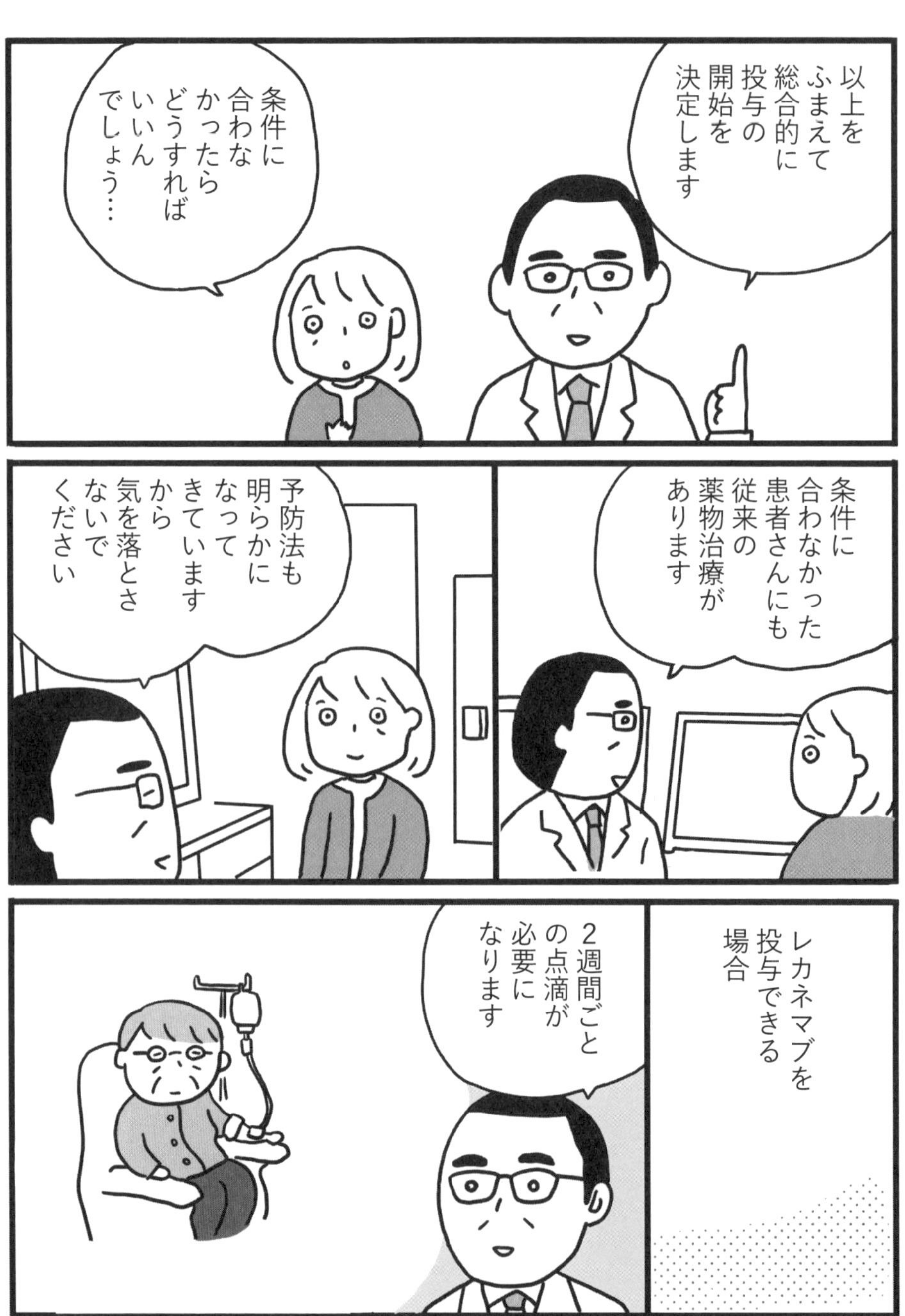

以上をふまえて総合的に投与の開始を決定します
条件に合わなかったらどうすればいいんでしょう…
条件に合わなかった患者さんにも従来の薬物治療があります
予防法も明らかになってきていますから気を落とさないでください
レカネマブを投与できる場合
2週間ごとの点滴が必要になります

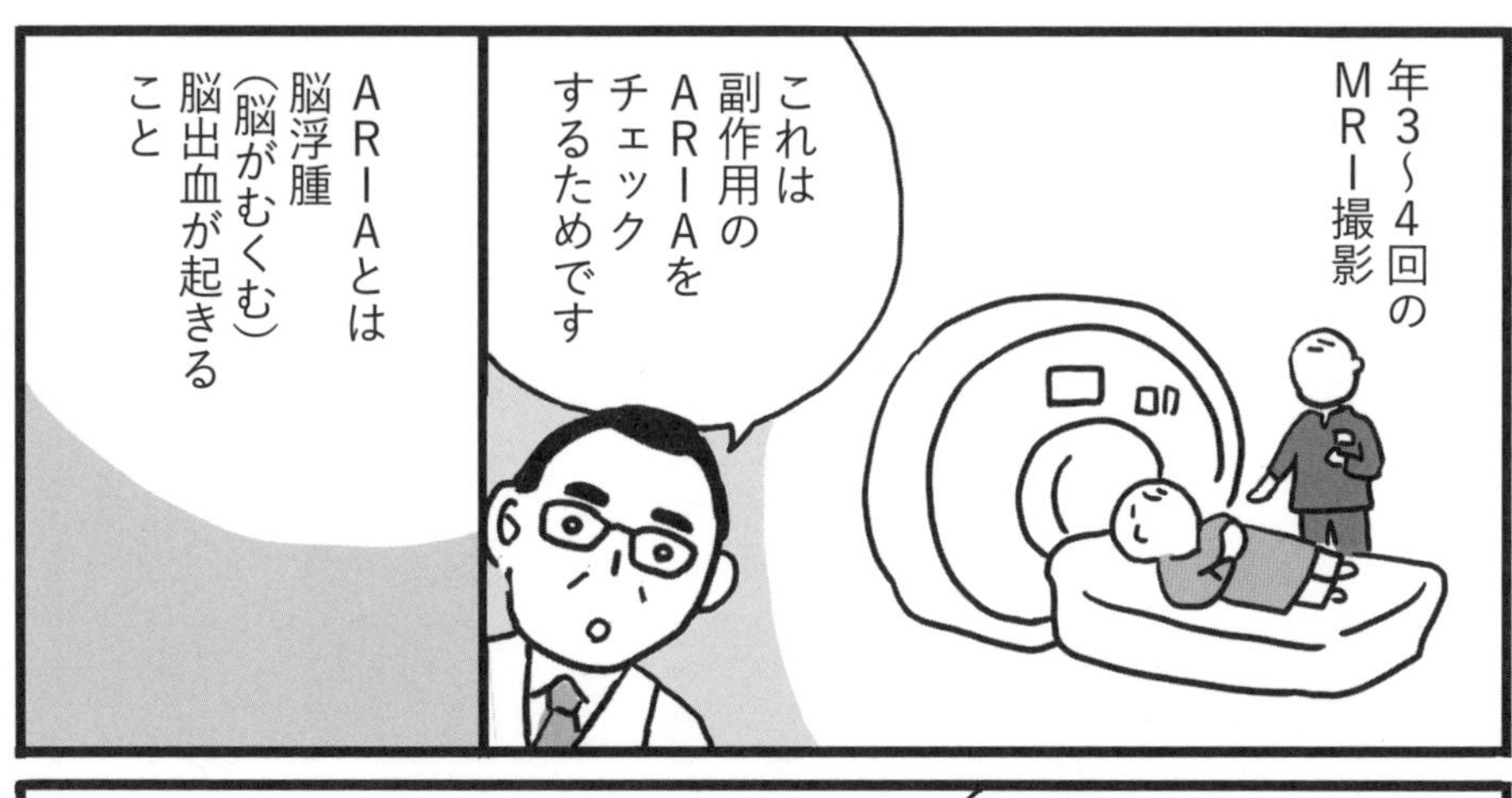
年3～4回の
MRI撮影
これは
副作用の
ARIAを
チェック
するためです
ARIAとは
脳浮腫
(脳がむくむ)
脳出血が起きる
こと

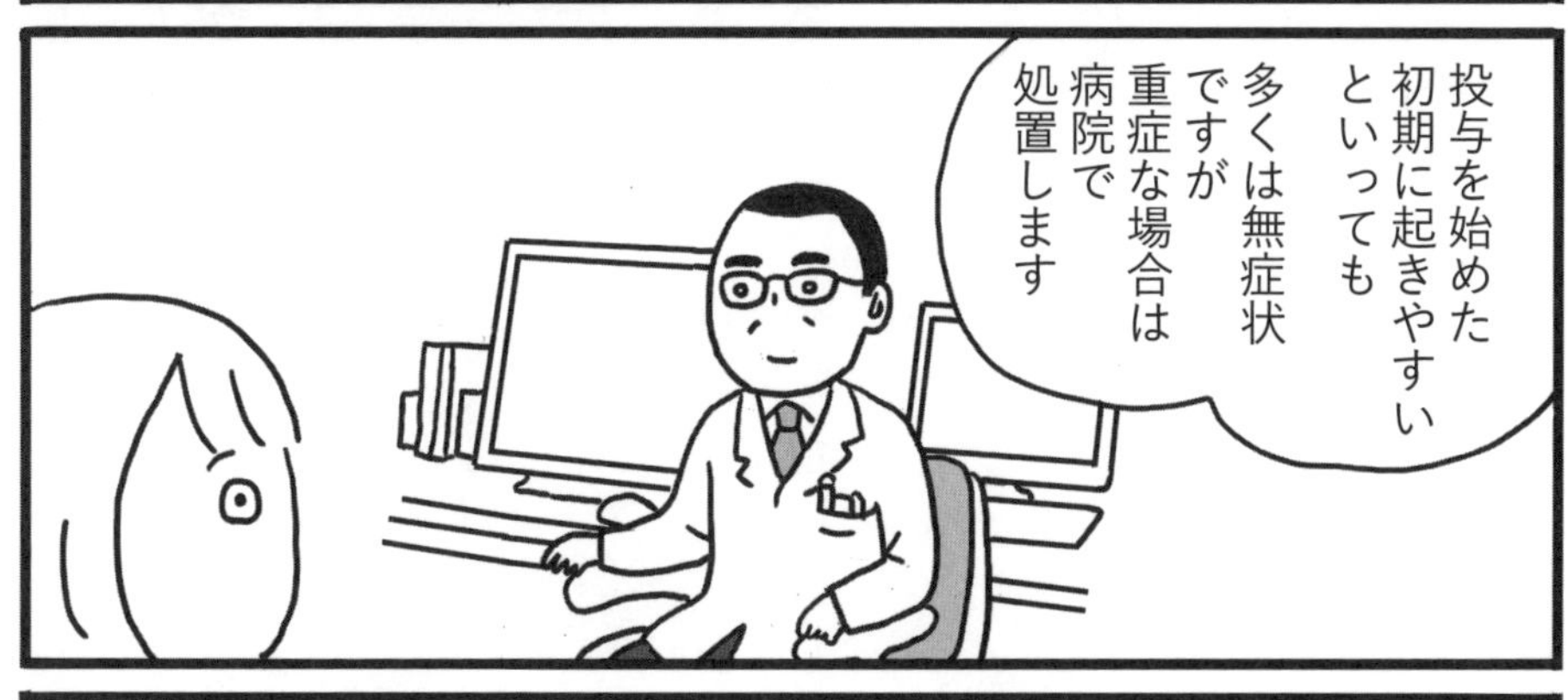
投与を始めた
初期に起きやすい
といっても
多くは無症状
ですが
重症な場合は
病院で
処置します

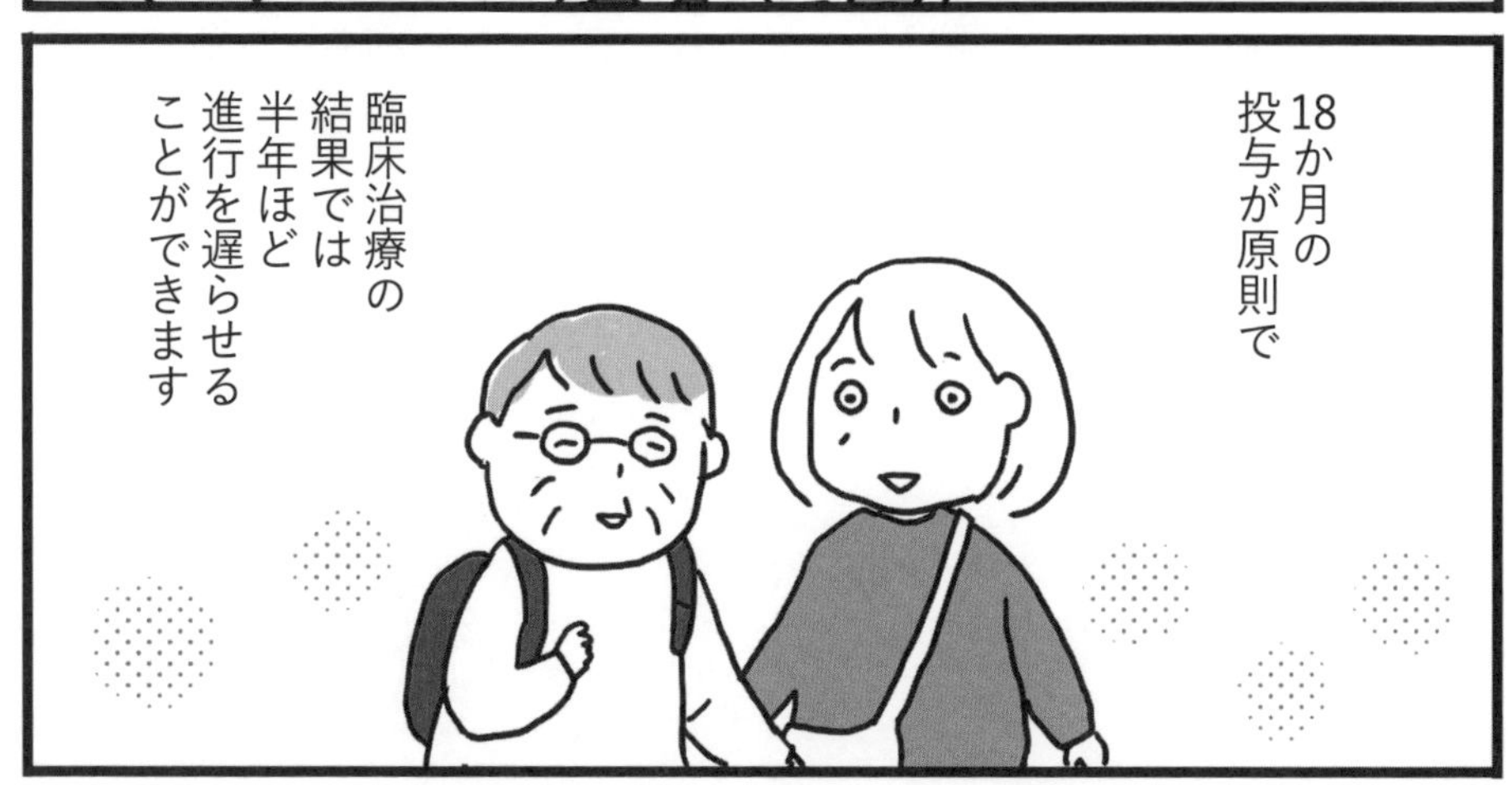
18か月の
投与が原則で
臨床治療の
結果では
半年ほど
進行を遅らせる
ことができます

22

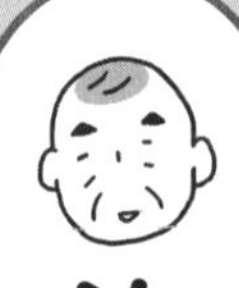

治療薬「レカネマブ」について

▼「アミロイドワクチン療法」の実際

「レカネマブ」以外にも、他のメーカーが開発を急ぐワクチンがいくつかあります。いよいよ、アルツハイマー病の病態を変える「疾患修飾薬」の時代になっていきそうです。

「アミロイドワクチン」の治験段階から、最大の副作用としてあげられているのはMRIでわかる「脳浮腫像」と「脳出血像」です。

これを「Amyloid Related Imaging Abnormalities」の頭文字を取って「ARIA－E（浮腫）」と「ARIA－H（出血）」と呼んでいます。

多くは、ほとんど症状がなく、MRIを撮って初めてわかることが多いそうなのですが、やはり気持ち悪いです。「アポリポ蛋白E4（APOE4）遺伝子」を持っている患者さんに、よく起こることもわかっています。

したがって、レカネマブ投与前に「APOE」のタイプを調べて、「APOE4」を持った患者さんには、医師は、「ARIA」のリスクが高まることを説明するべきでしょう。

ただ前述したように「APOE」などの遺伝子型は、お子さんにまで影響するわけですので、きっちりとした**遺伝カウンセリング**が整った状況で調べなければなりません。

いまのところ「ARIA」が起こった後の対応は、ワクチンの減量あるいは中止とされています。重篤な場合は、ステロイドの投与などが必要となるのかもしれませんが、まだ一定の指針は示されていません。

また、お年寄りは血液をサラサラにする抗凝固剤を飲んでいる人も多いでしょうから、出血しやすいので、どう対応するのか指針が待たれます。

なぜ、「ARIA」が起こるのでしょうか？

アルツハイマー病の原因のところを思い出していただきたいのですが、「アミロイド蛋白」は脳実質だけではなく、血管壁（へき）にも沈着するとお話ししました。

これがワクチンには、徒（あだ）となるのです。

血管を通じて抗体はやってくるわけですから、当然血管壁の「アミロイド蛋白」にも反応してしまいます。抗体がついた「アミロイド蛋白」は、**「マクロファージ」**など不要物を食べる細胞によって消化されそうになるので、誤って血管壁に傷がつき、血液が漏れてしまうのです。

「アミロイドワクチン」の投与時期も大きな問題です。

前述したように、**「アミロイド」**は認知症発症のはるか前から溜まり始めていて、認知症が顕在化する前にワクチンを投与する必要があります。

認知症の症状がないか、あるいは、ごく軽微な患者さんを見つけてくることはたいへん難しいわけです。

このためには、有効なバイオマーカー、特にアミロイドの沈着を示すマーカーの開発が必要なわけです。前述したように有効なバイオマーカーが開発されつつあるので、これらに期待が集まっています。

第5章

認知症と共生する選択

マンガ

「認知症になったら何もわからない？」

＊会社を経営していた85歳の女性

会社経営をしていた85歳の女性
来院されたときはすでに認知症の症状は進んでいました
話してもつじつまの合わないことが多くなって

もともとは父と起業して会社を経営したんですが
父が他界した後は社長になって
ビシッ
バリバリと働き70代になっても忙しい毎日を送っていました

いわゆるワンマン社長で社員や家族の言うことは聞かない
わがままで強いイメージ
社長は？
まだみたい

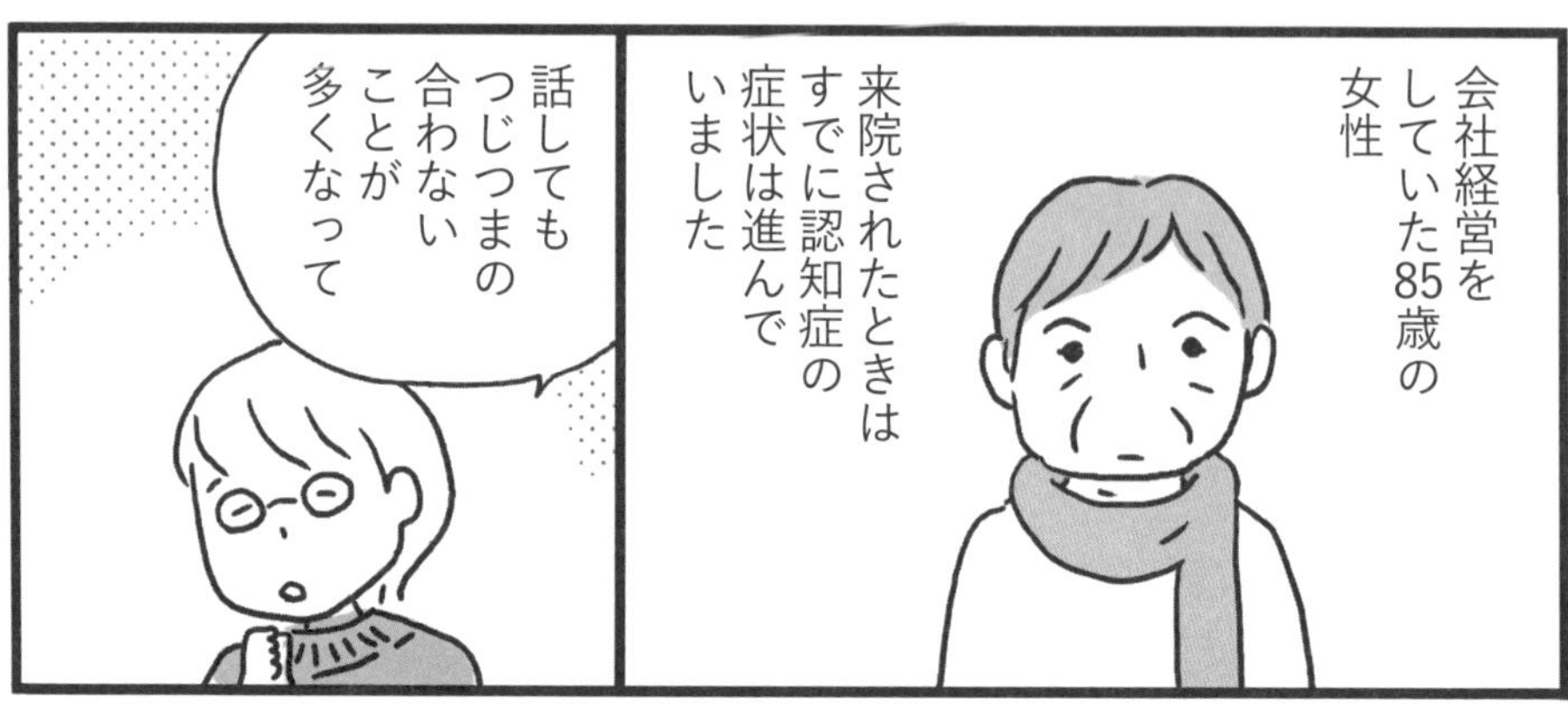

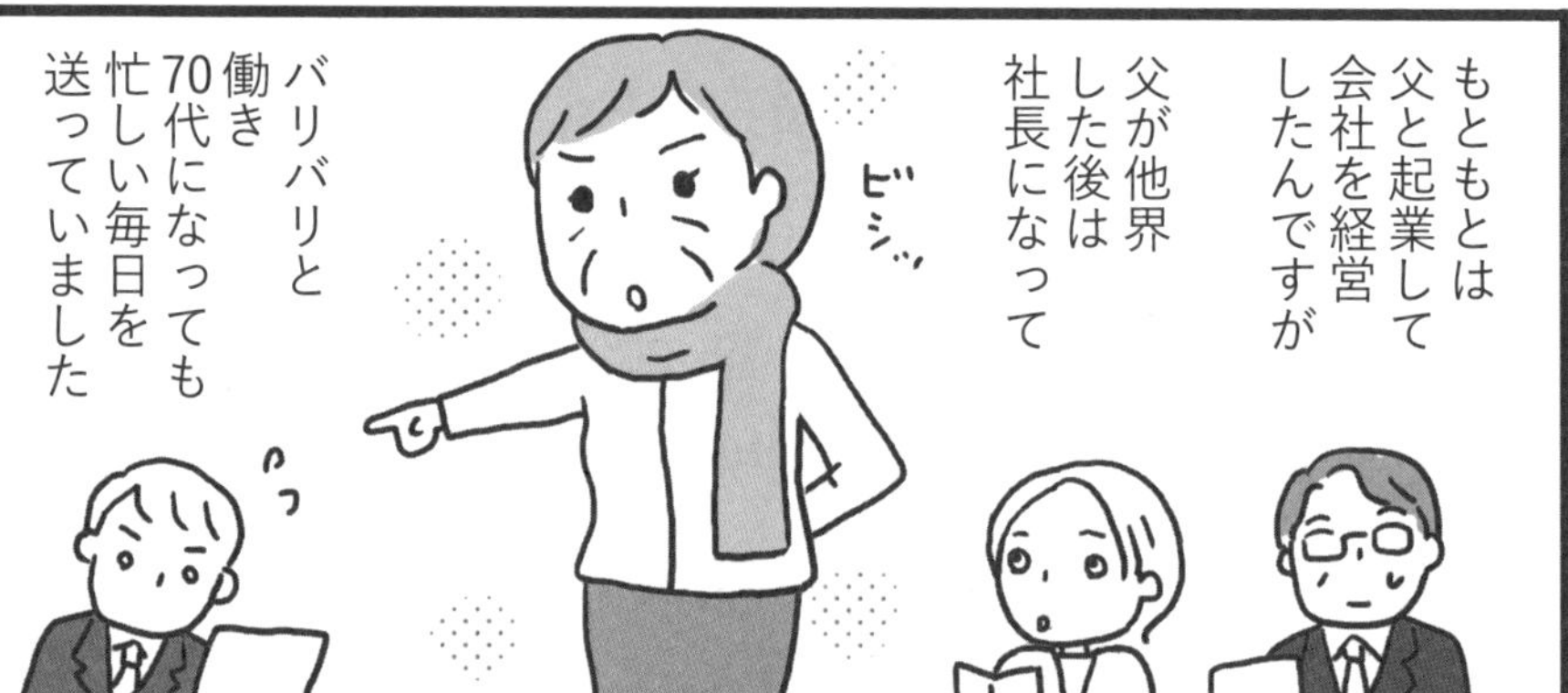

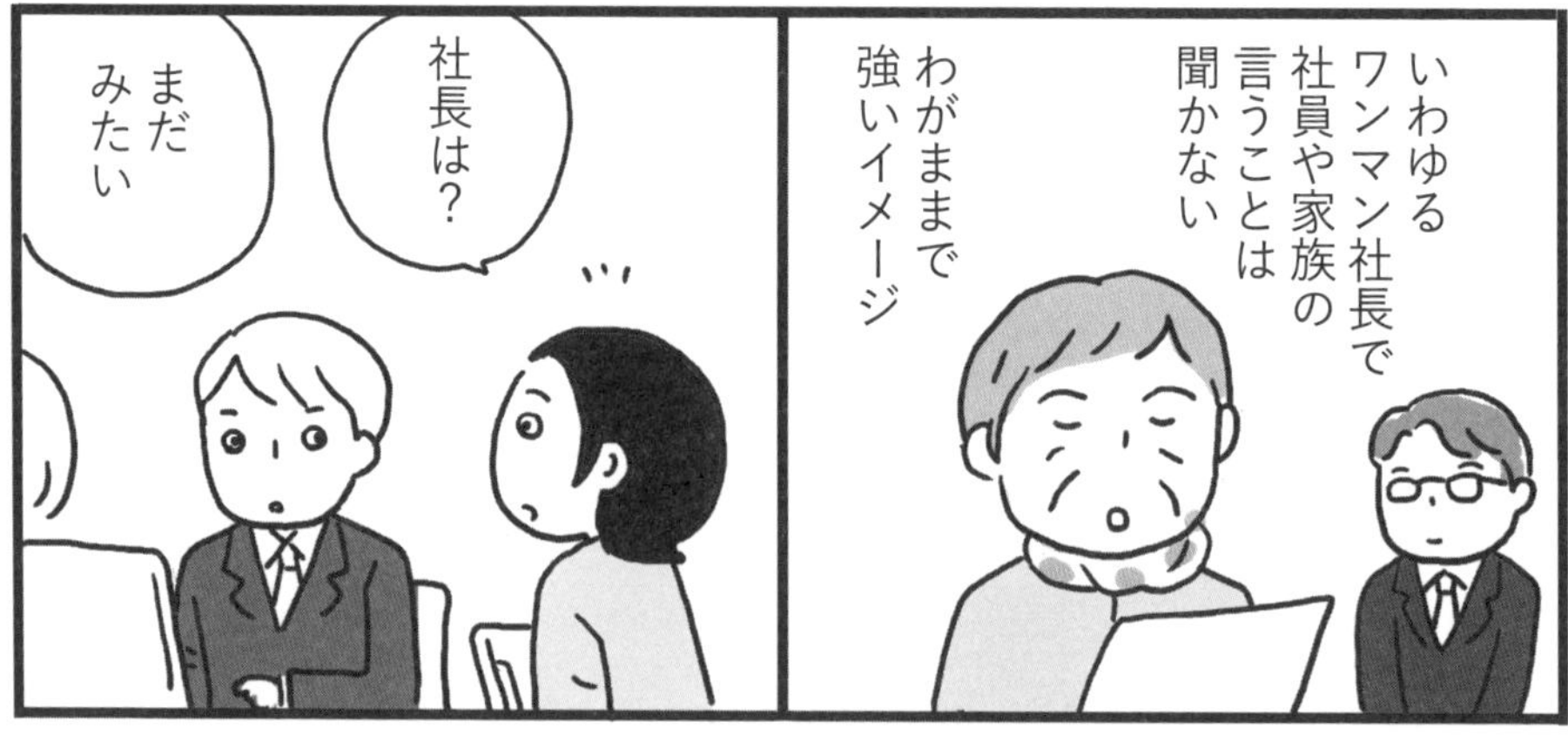

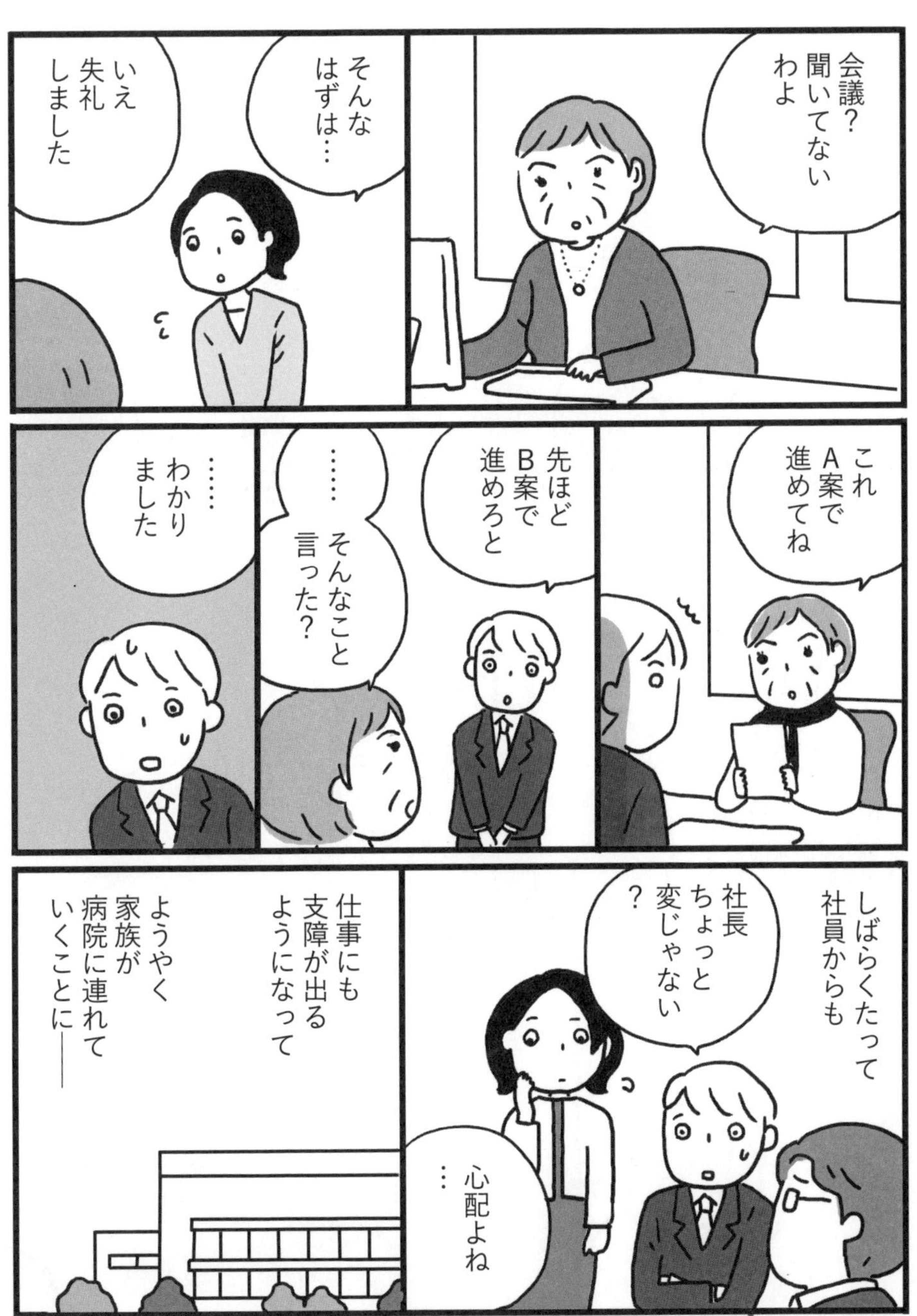
会議？聞いてないわよ
そんなはずは…
いえ失礼しました
これA案で進めてね
先ほどB案で進めろと
……そんなこと言った？
……わかりました
しばらくたって社員からも
社長ちょっと変じゃない？
心配よね…
仕事にも支障が出るようになって
ようやく家族が病院に連れていくことに――

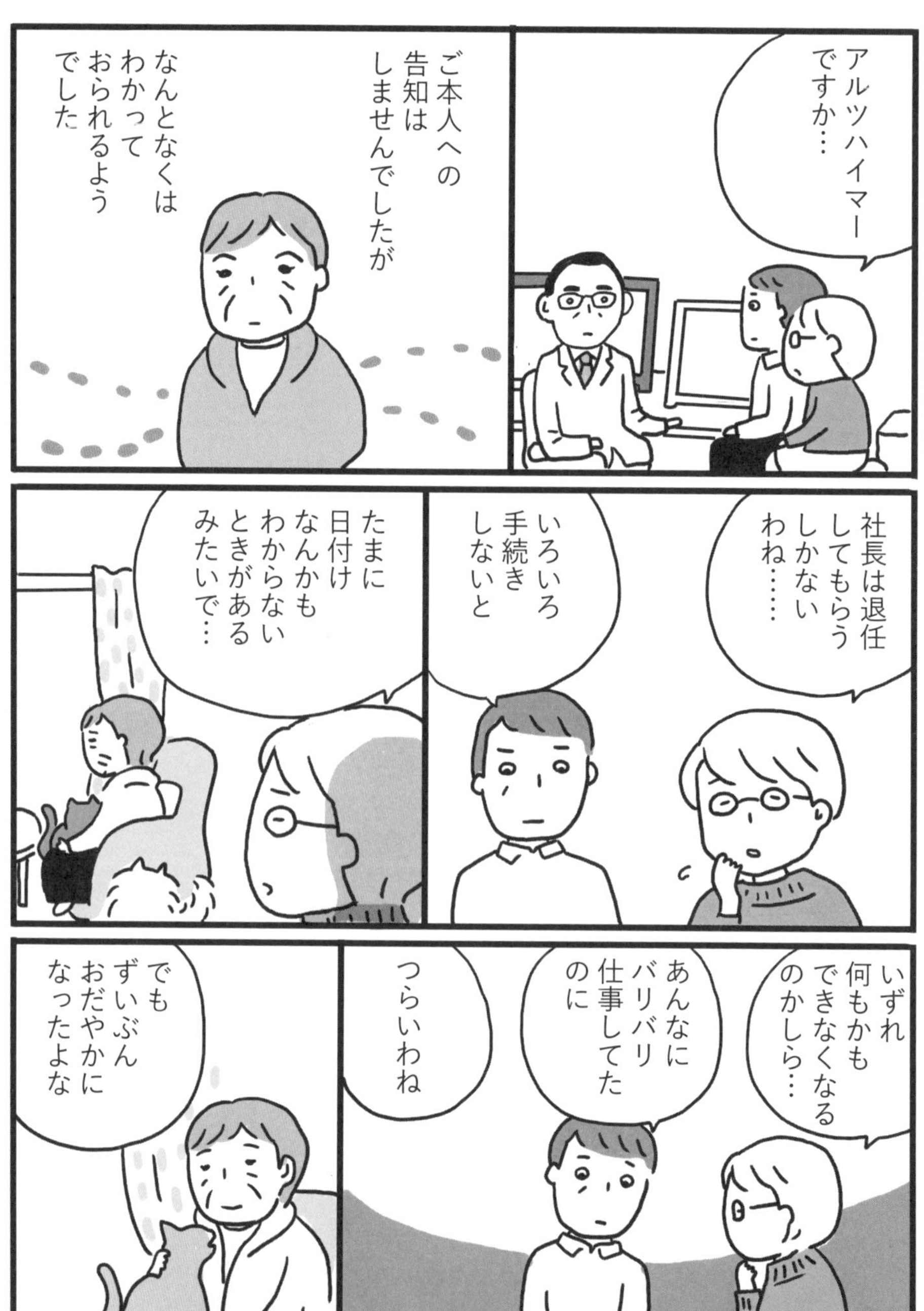
アルツハイマーですか…
ご本人への告知はしませんでしたが
なんとなくはわかっておられるようでした
社長は退任してもらうしかないわね……
いろいろ手続きしないと
たまに日付けなんかもわからないときがあるみたいで…
いずれ何もかもできなくなるのかしら…
あんなにバリバリ仕事してたのに
つらいわね
でもずいぶんおだやかになったよな

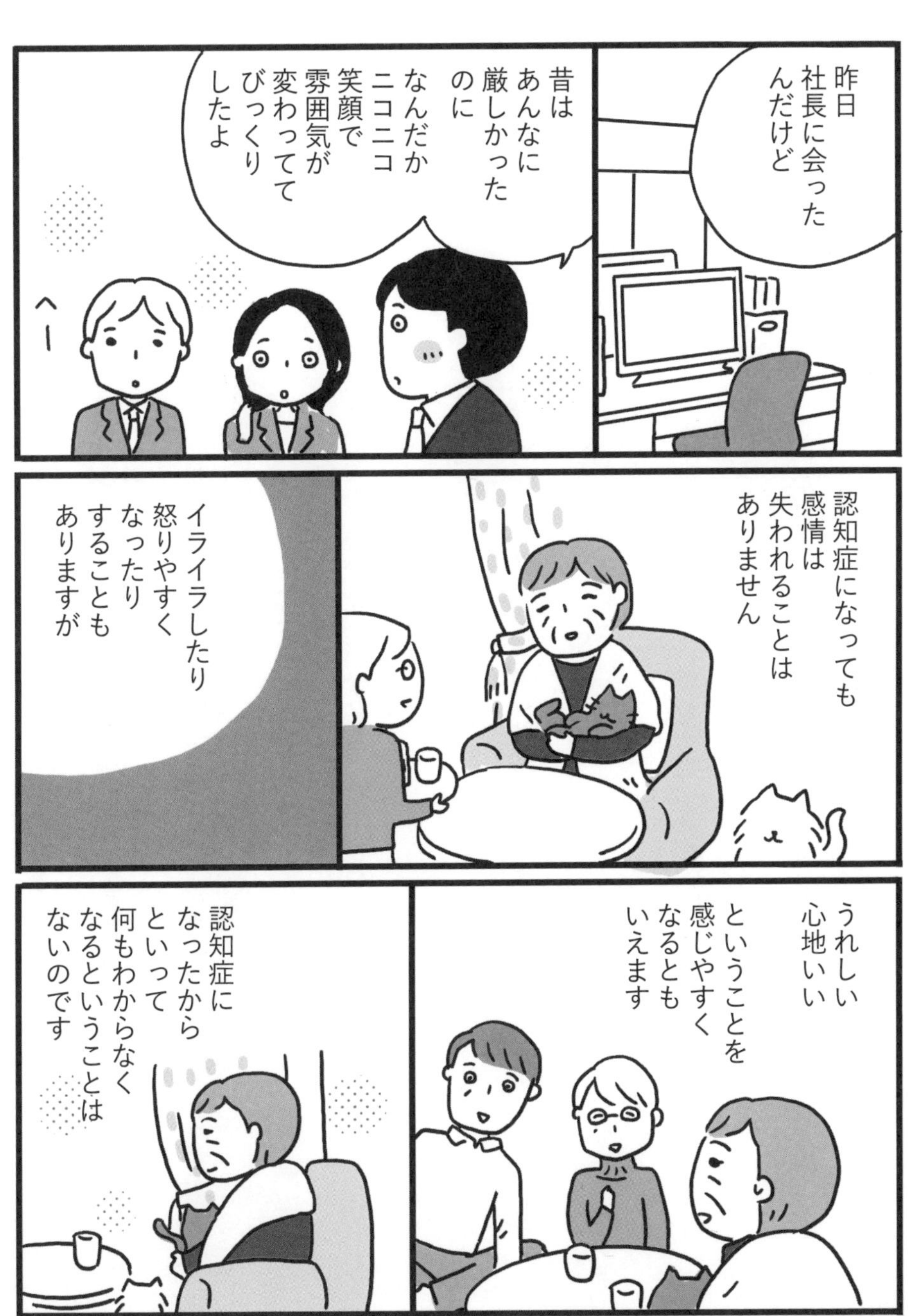
昨日
社長に会った
んだけど
昔は
あんなに
厳しかった
のに
なんだか
ニコニコ
笑顔で
雰囲気が
変わってて
びっくり
したよ
へー
認知症になっても
感情は
失われることは
ありません
イライラしたり
怒りやすく
なったり
することも
ありますが
うれしい
心地いい
ということを
感じやすく
なるとも
いえます
認知症に
なったから
といって
何もわからなく
なるということは
ないのです

23

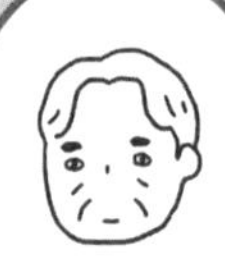

「成年後見制度」を利用する

▼患者さんご本人の「これから」を守るために

私たちの生活というのは、改めて見直してみると、わずらわしいことがたくさんあります。

たとえば、日々の生活費も、銀行に行って現金をおろしてこなければならなかったり、逆に家賃やローン、光熱費など、銀行の口座から自動的に引き落とされるようにしている方も多いと思いますが、そのためには、口座にお金を入金しておいたり、ということもしなくてはなりません。

そのようなことは日常、普通にしていることですが、認知症になると、それまで普通にできていたことができなくなっていきます。

いまはできていても、「この先はわからない」と思って、認知症の患者さんであるご本人はもちろんのこと、ご家族も、不安を感じたり、心配されたりします。

そして残念ながら、その不安は、そのままにしておけば**現実の問題**として起こるようになります。

そこで知っておきたいのが、「成年後見制度」です。

「成年後見制度」とは、厚労省のホームページには、次のように解説されています。

「認知症、知的障害、精神障害などの理由で、一人で決めることが心配な方々は、財産管理（不動産や預貯金などの管理、遺産分割協議などの相続手続きなど）や身上保護（介護・福祉サービスの利用契約や施設入所・入院の契約締結、履行状況の確認など）などの法律行為を一人で行うのが難しい場合があります。

また、自分に不利益な契約であることがよくわからないままに契約を結んでしまい、悪質商法の被害にあう恐れもあります。

このような、一人で決めることに不安のある方々を法的に保護し、ご本人の意思を尊重した支援（意思決定支援）を行い、共に考え、地域全体で明るい未来を築いていいく。それが成年後見制度です」
厚生労働省ホームページ（https://guardianship.mhlw.go.jp/personal/）

要は、この先の「お金の管理」や「入院先や治療方法の決定」など、その患者さんに代わって、患者さんが望むように、不利益を被らないように助けてくれる人を決めておく、ということです。

では、その助けてくれる人は、どのように選ばれるかといえば、次の2つがあります。

（1）家庭裁判所に後見人を選任してもらう……「法定後見」
（2）本人が後見人を指名して契約する……「任意後見」

いずれも、家庭裁判所に申し立てをして、手続きしていきます。

「家庭裁判所に申し立てる」というだけで、「難しそう」と思われるかもしれませんが、そんなことはありません。
前出の厚労省のホームページにも、

「市区町村に設置されている中核機関や地域包括支援センター、社会福祉協議会、成年後見制度に関わっている専門職の団体等の地域の相談窓口にて、成年後見制度を利用するための手続き、必要な書類、成年後見人になってくれる方について、あらかじめ相談ができます」

と書かれています。
認知症の患者さんを守るためには必要で、大切な制度だと思いますので、ぜひ検討されることをおすすめいたします。

24

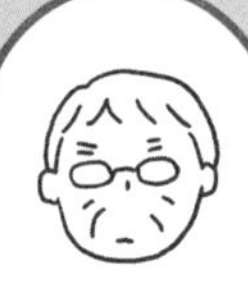

「後見人」をどう選定するか

▼その役割と報酬

「成年後見制度」の「後見人」には、その患者さんご本人の判断能力によって、

（1）後見人
（2）保佐人
（3）補助人

の3つのケースが用意されています。患者さん本人では、まったく判断できないという場合には「後見人」となり、それほどではない場合には「保佐人」「補助人」となります。

それぞれのケースによって、その権限なども変わってきます。それを判断するためにも、家庭裁判所での申し立てが必要になる、ということもあります。表は、「後見人」と「保佐人」の違いを知り、「成年後見制度」を検討する際のご参考にしてください。

■「後見人」と「保佐人」の違い

「後見人」

①対象となる人：

常に判断能力に欠けている人。日常の買い物を含め、常に援助が必要な状況。病気により、寝たきりの人や脳死判定された人、重度の認知症の人、重度の知的障がい者など

②支援をする人（法定代理人）の呼び方： 成年後見人

③法定代理人の権利： 代理権

④代理権付与に対する本人（患者）の同意： 不要

⑤法定代理人の同意が必要な行為： なし

⑥遺言に関する規定：

意思能力が一時的に遺言ができる程度に回復した際には、医師２人以上の立ち会いのもと可能

「保佐人」

①対象となる人：

判断能力が著しく不十分な人。日常の買い物はできるが、不動産や車などの大きな財産の購入や、契約締結などが困難な状況。中度の認知症の人や、中度の知的障がい者など

②支援をする人（法定代理人）の呼び方： 保佐人

③法定代理人の権利： 同意権、代理権

④代理権付与に対する本人（患者）の同意： 必要

⑤法定代理人の同意が必要な行為： 重要な財産行為

⑥遺言に関する規定： なし（規定なしに遺言が可能）

表にある「代理権」とは、財産などに関わる重要な行為を本人に代わって行う権限をいいます。「同意権」とは、財産などに関わる重要な法律行為を本人が行う際は、代理人の同意を必要とする権限をいいます。

「**成年後見人**」は、家庭裁判所が、患者さんご本人にとって適任だと思われる方が選任されます。必要がある場合には、専門的な知識のある専門職——弁護士、司法書士、社会福祉士などが選任されることがあります。成年後見人が選任されて契約がされた後は、家庭裁判所は、成年後見人に、事務の状況の報告を求めます。これによって、成年後見人等が適切に事務を行っているかを確認するようです。

成年後見人は、家庭裁判所に**報酬付与**の申し立てを行った場合には、家庭裁判所の決定した報酬を、患者さんご本人の財産から受けとることができます。逆にいえば、家庭裁判所の許可なく、ご本人の財産から報酬を受けとることはできません。

任意後見の場合でも、後見人らが、家庭裁判所に対して報酬付与の申し立てを行った場合には、家庭裁判所の判断によって、「成年後見人」と同様に、ご本人の財産から報酬が支払われることになります。

25

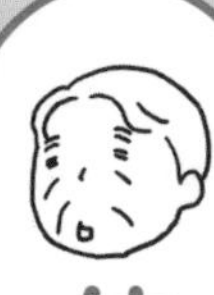

使える制度は使いまくる

▼認知症になったら利用できる公的な制度

不幸にも認知症になっても、使える制度は使いまくればよいと思うのです。主な制度は次の通りです。

（1）自立支援医療制度
（2）障がい者総合支援法
（3）指定難病医療費助成制度
（4）職場適応援助者（ジョブコーチ）支援事業
（5）精神障がい者保健福祉手帳
（6）介護保険

（7）特別障がい者手当

（8）重度障がい者医療費助成制度

（9）施設入所支援

（10）障がい者虐待防止法

（11）障がい者差別解消法

それぞれの目的、概要を見ていきましょう（情報は2024年2月現在）。

◆　◆　◆

（1）自立支援医療制度

■目的

精神科の医療機関に入院しないで治療（外来、投薬、デイケア、訪問診療、訪問看護等）を受けると自己負担額が軽減される制度です。

■申請する窓口

市町村の窓口

■概要

所得により自己負担上限額が決定され、原則として、それを超える医療費は負担しなくてよいという制度です。通常、3割負担の医療費が1割まで軽減されます。

（2）障がい者総合支援法

■目的

自立支援給付：介護や就業のための訓練を行います。

地域生活支援事業：障がい者が身近な地域で生活していくための支援を行います。

■申請する窓口

市町村の窓口に申請。障害支援区分（障がい者等の障害の多様な特性その他の心身の状態に応じて必要とされる標準的な支援の度合いを総合的に示す）の認定を受けます。

■概要

自立支援給付：原則としてサービスの提供に要した費用の1割負担となります。

（3）指定難病医療費助成制度

■目的

医療保険の患者負担の軽減をします。

■申請する窓口

都道府県、指定都市の窓口

■概要

所得により自己負担上限額が決定され、原則として、それを超える医療費の負担はしなくてもよいという制度です。通常、3割負担の者（70歳未満および70歳から74歳で現役並み所得者）について、2割負担に軽減。「前頭側頭葉変性症」「大脳皮質基底核変性症」「進行性核上性麻痺」など指定難病の診断が必要となります。

（4）職場適応援助者（ジョブコーチ）支援事業

■目的

障がい者の職場適応に課題がある場合に、職場にジョブコーチが出向いて、障害特性を踏まえた専門的な支援を行い、障がい者の職場適応を図(はか)ります。

■申請する窓口

都道府県、指定都市の窓口

■概要

・配置型ジョブコーチ（地域障がい者職業センターに配置）
・訪問型ジョブコーチ
（障がい者の就労支援を行う社会福祉法人等に雇用され、企業を訪問）
・企業在籍型ジョブコーチ（障がい者を雇用する企業に雇用）

（5）精神障がい者保健福祉手帳

■目的

精神障がい者の自立と社会参加の促進を図るため、手帳を持っている者には、さまざまな支援策が講じられます。

■申請する窓口

市町村の担当窓口

■概要

対象疾患：統合失調症、うつ病、躁うつ病などの気分障害、てんかん、薬物依存症、高次脳機能障害（認知症が相当）、発達障害（自閉症、学習障害、注意欠陥多動性障害など）、その他の精神疾患（ストレス関連障害など）

全国一律のサービスと、地域・事業者によるサービスがあります。等級は1級から3級までとなります。

（6）介護保険

■目的

介護が必要な方に、その費用を給付してくれる公的な社会保険です。

■申請する窓口

市区町村の窓口

■**概要**

居宅サービス（訪問介護など）、施設サービス（特別養護老人ホーム入所など）などが対象。所得に応じて1～3割の自己負担が発生（介護度により限度額）。要支援1～5、要介護1～5が認定されます。

（7）特別障がい者手当

■**目的**

精神または身体に著しく重度の障がいを有し、日常生活において常時特別の介護を必要とする特別障がい者に対して、重度の障がいのため必要となる精神的、物質的な特別の負担の軽減の一助として手当を支給します。

■**申請する窓口**

市区町村の窓口

■**概要**

月額2万7980円（令和5年4月より）。年4回に分けて支給されます。

ただし受給者もしくは、その配偶者または扶養義務者の所得が一定額以上ある場合は、所得制限により支給されません。

（8）重度障がい者医療費助成制度

■目的

重度の障がいがある方に対して、必要とする医療が容易に受けられるよう医療費の自己負担額の一部を助成します。

■申請する窓口

市区町村の窓口

■概要

障がいの等級が1級の精神障がい者保健福祉手帳を持っている者、あるいは特定医療費（指定難病）受給者証、または特定疾患医療受給者証を持っていて、かつ障がい年金1級または特別児童扶養手当1級の該当者。ただし、いずれも所得制限があります。

(9) 施設入所支援

■目的

施設に入所する障がい者に対して、主に夜間において、入浴、排せつ、食事等の介護、生活等に関する相談・助言のほか、必要な日常生活上の支援を行います。

■申請する窓口

市区町村の担当窓口

■概要

対象者は次の方々になります（参考　福祉医療機構ホームページ）。

・生活介護を受けていて、障がい支援区分が区分4（50歳以上の場合は区分3）以上

・自立訓練または就労移行支援を受けていて、入所しながら訓練等を実施することが必要かつ効果的であると認められる。または地域における障がい福祉サービスの提供体制の状況その他やむを得ない事情により、通所によって訓練等を受けることが困難である

・生活介護を受けていて、障がい支援区分4（50歳以上の場合は区分3）より低い者の

うち、指定特定相談支援事業者によるサービス等利用計画案の作成手続きを経た上で、市区町村が利用の組み合わせの必要性を認める

・就労継続支援B型を受けている者のうち、指定特定相談支援事業者によるサービスなど利用計画案作成の手続きを経た上で、市区町村が利用の組み合わせの必要性を認める

(10) 障がい者虐待防止法

■目的

虐待を防止することによって障がい者の権利および利益を擁護します。

■申請する窓口

市町村の障がい者虐待防止センター

■概要

［虐待の主体］

①養護者（障がい者をお世話しているご家族等）による障がい者虐待

②障がい者福祉施設従事者等（障がい者施設や障がい福祉サービス事業所の職員）

による障がい者虐待

③使用者（障がい者を雇用する会社の雇用主等）による障がい者虐待

［障がい者虐待］の行為

①身体的虐待（叩く、殴る、蹴る、つねる、正当な理由がない身体拘束等）
②放棄・放置（食事や排せつ、入浴、洗濯等身辺の世話や介助をしない等）
③心理的虐待（脅し、侮辱、無視、嫌がらせ等で精神的に苦痛を与える等）
④性的虐待（性交、性器への接触、裸にする、わいせつな映像を見せる等）
⑤経済的虐待（本人の同意なしに年金・賃金・財産や預貯金を処分する等）

（11）障がい者差別解消法

■目的

すべての国民が、障がいの有無によって分け隔てられることなく、相互に人格と個性を尊重し合いながら共生する社会の実現に向け、障がいを理由とする差別の解消を推進します。

■申請する窓口

障がい者差別に関する相談窓口「つなぐ窓口」（電話相談：0120－262－701）

■概要

障がい者差別解消法が改正され、2024年4月1日から民間事業者も合理的配慮の提供が法的義務化されます。これまでの障がい者差別解消法では、国・地方公共団体は法的義務を負っていますが、民間事業者は合理的配慮の提供が努力義務でした。そのため法律的な拘束力が弱いといった点が指摘されていました。

なお、不当な差別的取り扱いの禁止については、国・地方公共団体、民間事業主のすべてが法的義務を負っています。また、障がい者雇用促進法に基づき、雇用している障がい者に対する合理的配慮は現在も法的義務です。

26

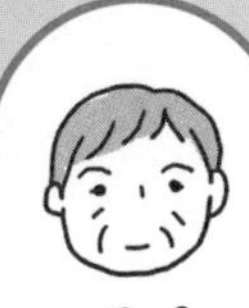

利用できる施設やサービス

▼患者さんのためにも、家族のためにも

認知症受け入れ可の主な施設には、公的施設である特別養護老人ホームや介護老人保健施設、民間の有料老人ホームなどがあります。

(1) 特別養護老人ホーム

認知症がある高齢者が生活することができる施設で、医療的ケアも提供されます。介護スタッフが常駐しており、食事、入浴、服薬などのケアを提供しています。

(2) 介護老人保健施設

要介護者であって在宅復帰を目指している方を対象とし、可能な限り自立した生活を送ることができるよう、リハビリテーションをメインとする施設です。特別養護老人ホームとの違いは、リハビリをして在宅復帰を目指すという点です。

民間施設として、介護付き有料老人ホームやグループホームなどがあります。

また、認知症がある高齢者が日中を過ごせる施設としてデイケアがあります。家族が仕事などで留守がちな時間帯に、利用されることが多いです。リハビリやレクリエーション、食事などが提供されます。

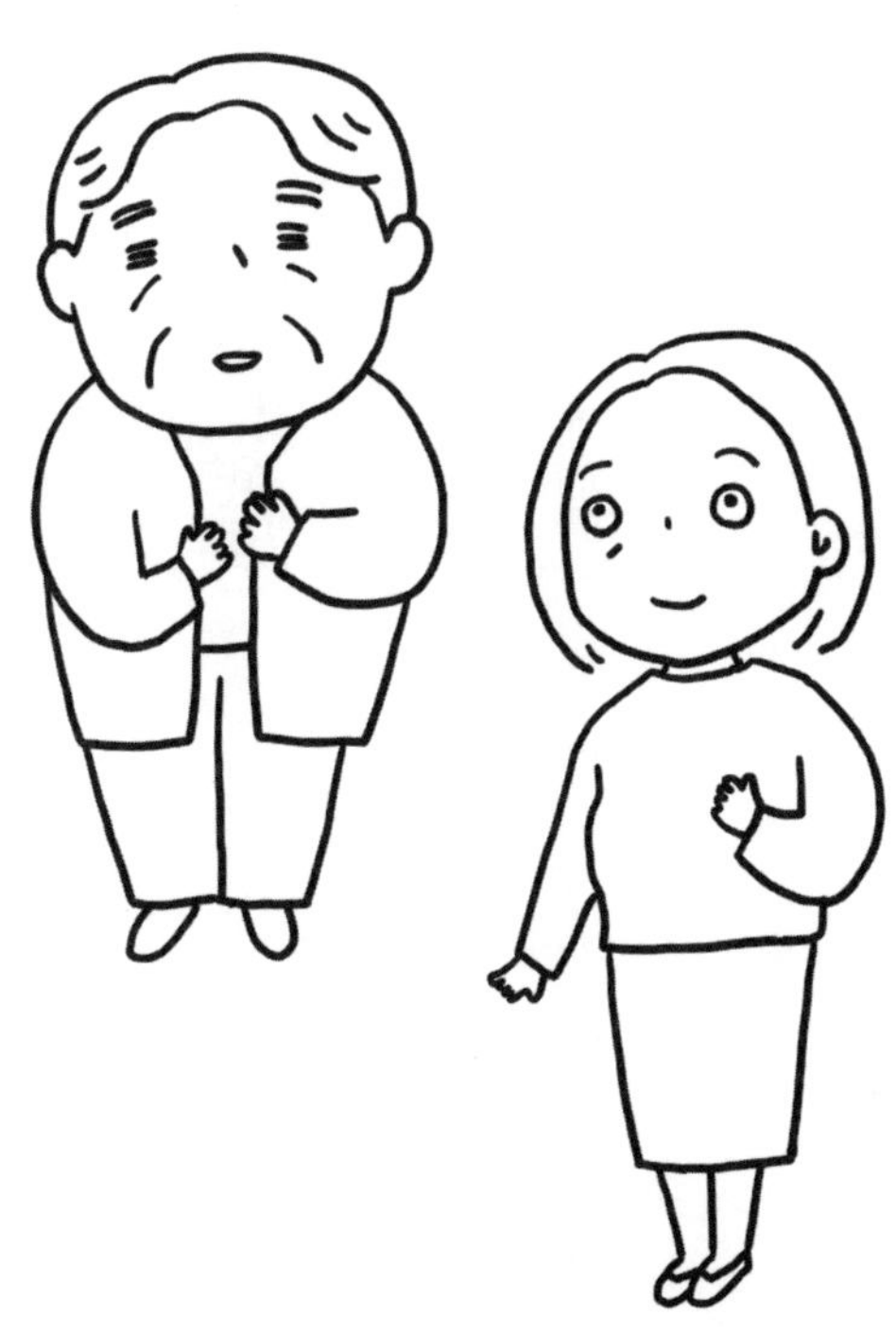

おわりに――

患者さん、ご家族の「人生」を守るために何ができるか

医学の道を志し、精神科医として臨床の現場で、これまでの大半を過ごしてきました。出会った患者さんの数は、それこそ数えきれませんが、かといって、「患者」という一言で、その方々を一括り（ひとくくり）にすることはできません。

当たり前のことですが、どの方にも、それぞれ、お一人おひとりの人生があります。

「認知症」は、その人生をなかったことにしてしまうような、少なくとも、その方の記憶から消してしまう、脳の病気です。

そう、本文でもお話しした通り、認知症は、病気なのです。

そうならないように、本人やご家族、まわりの人たちが、気をつけていても、かかるときにはかかってしまう。それが病気です。

そして、医者は、それを治すのが仕事です。

けれども残念ながら、まだ今もって医学は、それほど完全ではありません。

なかには、その治療法が確立されて、かつては不治の病とされていたような病気でも、いまでは完治、治癒されるものもありますが、それに至るには、研究、臨床の場で、絶え間ない検証が重ねられました。

しかしながら、本書でお話ししてきた「認知症」は、まだ、その段階にはありません。

おおよその原因はわかっていても、本当のところで、それを回避させることも、完治させることも、いまはできないというのが、認知症という病気です。

それでも、希望の光は射し込んでいます。

アルツハイマー病の新薬「レカネマブ」が発売されたことは、「認知症」医療の大きな変換点になるでしょう。原因物質である「アミロイド蛋白」に直接作用して病気の進行自体を変える「疾患修飾薬」の患者さんへの投与は画期的なものです。

これに対し、批判的な人も多くおられます。

「レカネマブ」の薬価は年間298万円で、3割負担として年間89万4千円、1か月7万4500円の負担になります（2024年1月現在、以下同）。

この薬を1年半投与すると、約半年ほど認知症の進行が遅らせられるということになっています。これぐらいの効果で、薬が高すぎる、医療費の無駄使いだといわれています。また、「レカネマブ」の発売と同時に「アミロイドPET」も保険がきくようになりましたが、1回13万6250円で、3割負担でも4万875円かかります。これも高価です。

しかし、これを契機に大きな波が認知症医療現場に押し寄せているのです。

いままで、残念ながらなすすべもない認知症医療だったので、「言ったもん勝ち」というか「やったもん勝ち」のような怪しい診療や治療が横行していました。高額な値段を設定して怪しい血液検査をしたり、治す当てもないのに「アミロイドPET」や「APOE」検査に高額な料金を取ったりすることが横行していました。このような阿漕なことは今後できなくなります。これは「認知症」医療の進化です。「レカネマブ」を端緒として、これからどんどん新しい認知症の「疾患修飾薬」は発売されていくでしょう。そうすれば、薬価も下がってくるでしょうし、患者さんによって薬を変えるというような選択肢も広がっていくと思うのです。

「半年（進行を）遅らせても仕方がない」とする意見は、私は患者さんに寄り添った意見ではないと思うのです。

その半年のあいだに、たとえば娘さんの結婚式に出席できたり、仕事の引き継ぎができたり、資産管理や保険の手続きを進めることができたり、という方もいるでしょう。

時間の長さではなく、その人の人生での大切なことは何かを考えるべきではないかと思うのです。

ということは、医療者として患者さんのお一人おひとりに、きっちりつき合っていく状況になってきていると思うのです。

「レカネマブ」を使いたいと考える患者さんや家族は、多く出てくると思います。

しかし、何度も強調しているように、ごくごく軽度の「アルツハイマー病」にしか使えません。もちろん、「アルツハイマー病」以外の認知症には使えません。

我々専門家のあいだでは、希望される患者さんの1割程度しか使えないのではないかといわれているほどです。せっかく、新薬が出たのに使えなかったら、落胆されるでしょう。

なお一層「認知症」に携わる医療者には質の高い対応が求められると思うのです。そして、「認知症」の予防について積極的に取り組んでいかねばなりません。これに関してはエビデンスがずいぶん蓄積してきましたので、有効な方法が一般化していくと思います。

どのような治療をしていくのか、というのは、患者さんのこれからの人生をどうしていくのか、ということにつながっていると私は思っています。また、それは、その患者さんを支えるご家族や、まわりの方たちの人生にも関わっていくものでしょう。

では、これから何をしていくのか。いま何ができるのか。

患者さんご本人や、ご家族、まわりの方たちが、「認知症」という病気で、人生を台無ししないために、できることをしていきましょう。

そのためには、本書でも繰り返しお伝えした通り、正しい情報を得ることです。

本書がその一助になれば幸いです。

著者

参考文献

"Dementia prevention, intervention, and care: 2020 report of The Lancet Commission" The Lancet Journal（https://www.thelancet.com/journals/lancet/article/PIIS0140-6736(20)30367-6/fulltext）

"A 2 year multidomain intervention of diet, exercise, cognitive training, and vascular risk monitoring versus control to prevent cognitive decline in at-risk elderly people (FINGER): a randomised controlled trial." Ngandu T et al. Lancet. 2015 Jun 6; 385 (9984): 2255-63. doi: 10.1016/S0140-6736(15)60461-5.

『最高の睡眠――心と体が生まれ変わる』渡辺範雄（成美堂出版）

"Cummings J, Apostolova L, Rabinovici GD, et al. Lecanemab: Appropriate use recommendations." J Prev Alzheimers Dis 10: 362–377, 2023

工藤 喬

（くどう・たかし）

大阪大学大学院医学系研究科精神健康医学講座 教授
大阪大学キャンパスライフ健康支援・相談センター 教授
医誠会国際総合病院 認知症予防治療センター
日本認知症学会 代議員／日本老年精神医学会 代議員／日本精神神経学会 代議員／日本神経化学会 代議員／日本産業精神保健学会 代議員／日本認知療法学会監事　他
1986年、大阪医科大学卒業、1991年、大阪大学大学院医学系研究科修了後、米国ニューヨーク州、New York State Institute for Basic Research in Developmental Disabilities研究員。2000年、大阪大学医学部精神医学教室講師、2001年、大阪大学大学院医学系研究科精神医学教室准教授。2013年より現職。
編著作に『日常臨床で使える認知行動療法ハンドブック』（中外医学社）、『心のサイエンス　精神医学の進む道』『心のサイエンス―この十年のあゆみ』（メディカルレビュー社）

わかりやすい！
「認知症」の世界が変わる
ガイドブック

2024年3月15日　初版第１刷発行

著　　者　工藤 喬
発 行 者　櫻井秀勲
発 行 所　きずな出版
東京都新宿区白銀町1-13
［電話］03-3260-0391　［振替］00160-2-633551
https://www.kizuna-pub.jp/

印　　刷　モリモト印刷
漫画・イラスト　森下えみこ
ブックデザイン　金井久幸（TwoThree）
D T P　キャップス
編集協力　ウーマンウエーブ

ISBN978-4-86663-226-1

好評既刊

『うつな気持ちが軽くなる本』

精神科医　大野裕　著

心配や落ち込みに、どう向き合っていくか――

「漠然とした不安と向き合い、正しく恐れる」

「いまの自分にできることを考え、どうにもならないことに悩むのはやめる」

「気分転換のコツを知り、こころを上向きにしていく」

一つひとつ実践することで、暗い気持ちが上向いていく!

不安やストレス解消のための具体的なワークからマインドセットまで〔緊急事態のこころマニュアル〕認知行動療法の第一人者が詳しく解説
■1430円(税込)

『マンガでわかりやすい うつ病の認知行動療法――こころの力を活用する7つのステップ』

精神科医　大野裕　監修

「最近なにをやってもうまくいかない……」

「この仕事、私には向いてないんじゃないかな…」

そんな気持ちになったとき、目の前の「問題」を整理して、こころのバランスを取り戻す方法
■1540円(税込)